HIDROTERAPIA AVANZADA: LA SALUD OCULTA

EL MÉTODO D'FREDERICK

DR. DORA FEDERICO

BALBOA.PRESS

A DIVISION OF HAY HOUSE

Puede hacer pedidos de libros de Balboa Press en librerías o poniéndose en contacto con:

Balboa Press
A Division of Hay House
1663 Liberty Drive
Bloomington, IN 47403
www.balboapress.com
844-682-1282

Debido a la naturaleza dinámica de Internet, cualquier dirección web o enlace contenido en este libro puede haber cambiado desde su publicación y puede que ya no sea válido. Las opiniones expresadas en esta obra son exclusivamente del autor y no reflejan necesariamente las opiniones del editor quien, por este medio, renuncia a cualquier responsabilidad sobre ellas.

El autor de este libro no ofrece consejos de medicina ni prescribe el uso de técnicas como forma de tratamiento para el bienestar físico, emocional, o para aliviar problemas médicas sin el consejo de un médico, directamente o indirectamente. El intento del autor es solamente para ofrecer información de una manera general para ayudarle en la búsqueda de un bienestar emocional y spiritual. En caso de usar esta información en este libro, que es su derecho constitucional, el autor y el publicador no asumen ninguna responsabilidad por sus acciones.

Las personas que aparecen en las imágenes de archivo proporcionadas por Getty Images son modelos. Este tipo de imágenes se utilizan únicamente con fines ilustrativos. Ciertas imágenes de archivo © Getty Images.

"Los nombres utlizados en este libro no son reales, se han cambiado para proteger la privacidad de las personas".

Información sobre impresión disponible en la última página.

ISBN: 978-1-9822-6516-8 (tapa blanda)
ISBN: 978-1-9822-6515-1 (tapa dura)
ISBN: 978-1-9822-6517-5 (libro electrónico)

Número de Control de la Biblioteca del Congreso: 2021904648

Fecha de revisión de Balboa Press: 04/16/2021

ÍNDICE

DEDICATORIA

Dedico y agradezco primeramente a Dios por mi existencia consciente en este plano físico-material, en el cual he conocido la esencia de la "Dualidad" en el Ser humano, que son la vida y la existencia. La vida es física- material y es pasajera, la existencia es Energía Divina y es Eterna.

Agradezco a todos mis pacientes que han confiado en mis servicios de salud. Gracias a cada uno de Ustedes que me han enriquecido en conocimiento y experiencia, cada caso es un libro abierto que aporta su propia experiencia ya que la naturaleza nos hizo piezas "Únicas e Irrepetibles"

Muy en especial dedico este libro a mi única hija Marithza, a mi familia y a todos mis amigos que de alguna manera me han motivado para decidirme a plasmar esta experiencia y conocimiento en este libro.

GRACIAS!

ACERCA DEL AUTOR

La Dra. Dora Federico es de nacionalidad Mexicana, ha radicado en Estados Unidos por más de 25 años, donde realizó todos sus estudios de Naturopatía, la cual incluye el conocimiento de:

Medicina Homeopática (clásica y moderna)
Medicina Homotoxica
Herbolaria
Nutricion avanzada
Iridologia
Aromaterapia terapéutica con aceites esenciales.
Masaje Linfático
Hidroterapia del colon avanzada

Con 20 años de práctica ininterrumpida en este país, ha logrado resultados increíbles de sanación mediante la combinación de terapias alternativas y la medicina natural en enfermedades como: gastritis, diabetes, cáncer, enfermedades del colon, hígado, riñones, estómago, etc. Desarrolló su propio método de curación: El método D'Frederick, basado en las leyes naturales que rigen el funcionamiento del organismo humano.

La Dra. Federico también cuenta con amplio conocimiento en Metafísica, Programación Neurolingüística y Física Cuántica. Su filosofía de vida es el Hyperianismo (la verdad absoluta de la existencia).

HIDROTERAPIA DEL COLON

La hidroterapia del colon conocida popularmente como colónico, es una técnica para limpiar y desocupar el colon o intestino grueso de materia fecal que se ha quedado estancada ahí por mucho tiempo, causando síntomas e incluso enfermedades.

Esta materia fecal es bastante tóxica para el organismo, pues estas toxinas entran en la circulación de la sangre intoxicando órganos y glándulas, lo que causa un problema de intoxicación a nivel celular.

Cuando el colon o intestino grueso está impactado con heces fecales viejas y fermentadas, debilita mucho la función de reabsorción del colon, impidiendo así la absorción de minerales y vitaminas. Como podemos ver la intoxicación de las heces en el colon no solo se limita a eso sino que contamina todo el organismo a través del tiempo.

Beneficios de la Hidroterapia del colon:

1. Todo el material pegado y estancado a lo largo del colon es expulsado, una vez se haya despegado y remojado utilizando agua natural limpia y purificada únicamente.
2. Ayuda a fortalecer los músculos del colon en cada sesión de hidroterapia.
3. El agua que el colon re-absorbe durante la terapia es enviada a todo el organismo hidratandolo.

4. Regula el movimiento intestinal sin necesidad de laxantes o fibras para la buena eliminación.
5. Ayuda a fortalecer el sistema inmune del colon.

Síntomas de un colon sucio.

Constipación y/o estreñimiento
Dolor de cabeza frecuente
Problemas de sinusitis
Cansancio y fatiga
Inflamación en el vientre
Diarrea
Nervio ciatico
Gases abdominales
Vomitos
Problemas de la piel
Confusion mental
Sobrepeso
Problemas menstruales
Infecciones frecuentes
Irritabilidad
Depresion
Sensación de llenura al comer
Agotamiento mental
Caida de cabello
Envejecimiento prematuro
Desequilibrio hormonal
Dolores musculares
Mareos
Nauseas

Pesadez estomacal

Agruras

Insomnio

Falta de concentracion

Desgano

Sueño después de comer

Baja energia sexual

Etc. etc.

La mayoría de estos síntomas desaparecen por sí solos con el simple hecho de desocupar y limpiar el colon. La hidroterapia del colon es una terapia muy segura e higiénica hecha de manera profesional. El equipo que se utiliza para la limpieza del colon es todo esterilizado de fábrica y aprobado como material de uso médico. Este procedimiento debe ser practicado por terapistas certificados únicamente.

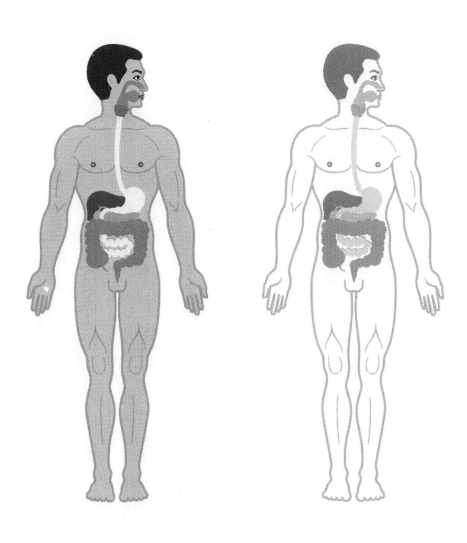

PROCEDIMIENTO

El colónico básico es la terapia usada para limpiar el colon, esta terapia es la que se enseña en las escuelas, únicamente para desocupar el colon de materia fecal. Su procedimiento consiste en conectar vía rectal un dispositivo o cánula en forma de tubito, el cual se inserta en el recto una pulgada nada más es lo que entra al cuerpo del paciente. Este dispositivo va conectado a la vez a dos mangueras, una para enviar el agua dentro del colon, y la otra manguera que es de tamaño más grande para desaguar los residuos de materia fecal que se van despegando. Estas dos mangueras están conectadas a una máquina que es un equipo médico especial para el procedimiento. Todo lo que el paciente elimina a través de la manguera entra a la máquina que a la vez los envía a la tubería de drenaje.

Todo el procedimiento se hace con agua pura únicamente, así debe de ser ya que está prohibido agregar sustancias aunque sean de origen natural al agua solo para obtener resultados inmediatos…no se debe de hacer. El cuerpo necesita agua limpia nada mas.

Durante la terapia el paciente permanece acostado en una camilla al frente de la máquina, siempre permanece tapado, respetando y cuidando su integridad.

La terapia del colon es muy segura, NO DUELE, lo pongo en mayúscula porque es la primera pregunta que las persona hacen. Cada sesión puede durar desde 5 minutos a 20, dependiendo de la condición que se encuentre en el colon del paciente. Porque en caso de traer un bloqueo al empezar la terapia no podemos "forzar" al cuerpo a hacer algo que en ese momento no puede, tenemos que desconectar y terminar la terapia por el bien de la salud del paciente.

Seguramente la siguiente sesión será diferente, porque el agua que logró entrar a remojar y así puede ser arrojada la siguiente vez. Todos los pacientes son diferentes en cuanto a la acumulacion de materia y problemas en el colon. Una vez terminada la terapia el paciente se levanta y pasa al baño en donde arrojará aún más materia. Una vez terminado el procedimiento el paciente se siente "aliviado", con más energía y puede seguir con sus ocupaciones diarias sin ningún problema. Esta terapia no tiene ningún efecto secundario negativo, sino todo lo contrario el cuerpo "agradece" cuando se le hidrata y se le libera de toxinas y venenos. La frecuencia con que se debe de hacer varía según la condición del colon de cada paciente, aunque lo mínimo es una sesión por semana. Si la condición es más crónica ya se decide en la consulta cuantas veces a la semana deberá tomar la terapia el paciente.

EL MÉTODO D'FREDERICK
(Hidroterapia Avanzada)

El Método D'Frederick utiliza la técnica y equipo de la hidroterapia del colon para obtener beneficios de la salud mucho más allá de la limpieza solamente del colon.

Recordemos que el cuerpo humano se hidrata a través de la reabsorción de agua que se efectúa en el colon. No hay otra manera de hidratar el cuerpo de manera natural para purificar la sangre, los órganos, glándulas y sistemas. Una pequeña cantidad de agua tomada vía oral pasa a la sangre a través de las paredes del intestino delgado, ahí se absorben los nutrientes como son vitaminas, minerales, glucosa, etc. El líquido sobrante con los residuos de alimentos que no fueron absorbidos por el intestino delgado pasan al colon o intestino grueso a través de la válvula llamada ileocecal que conecta al intestino delgado con el colon, a unas pulgadas arriba de la apendice en el colon ascendente que viene quedando al lado derecho de nuestro cuerpo.

Una vez el colon recibe el agua limpia y natural, vía rectal, el agua puede pasar a la sangre, de ahí pasa al sistema linfático para filtrarse, y vuelve a la sangre. A través de la sangre venosa que es sangre llena de toxinas recogida por todo el cuerpo, pasa a los pulmones a través del ventriculo derecho del corazon, ahi los pulmones "intercambian" con la sangre el oxígeno por dióxido de carbono que se recogió de todos los tejidos y órganos del cuerpo, así la sangre se "carga" nuevamente de oxígeno de la respiración, regresando al corazón a través de las arterias pulmonares, entra al corazón por medio del ventrículo izquierdo, baja a todo el cuerpo a través de las arterias repartiendo el oxígeno a todos los tejidos, organos y glandulas a nivel celular.

A simple vista se realiza igual que la hidroterapia del colon, pero en este método el colon del paciente ya está completamente libre de heces fecales. Como podemos ver el agua que tomamos vía oral "No alcanza" para purificar e hidratar suficientemente la sangre y el sistema linfático, por eso el sistema de filtrado de los órganos se va haciendo menos eficiente y con el tiempo se van "tapando" como cualquier filtro por la falta de agua.

Todos estos órganos, sistemas y glándulas trabajan las 24 horas del día para filtrar todas las toxinas e impurezas tratando de que no lleguen al terreno extracelular. Entonces la función del Método D'Frederick es purificar primeramente la sangre con el agua purificada para que llegue hasta el terreno extracelular y limpie, saque poco a poco los radicales libres, parásitos, acidez que se encuentran alrededor de las células para evitar que se ahoguen en sus propios residuos metabólicos y se acumulen radicales libres a su alrededor.

La sangre es el único vehículo para llegar hasta el terreno extracelular con suficiente agua y oxígeno para que la limpieza se efectúe de manera biológica y natural.

BENEFICIOS DE LA HIDROTERAPIA AVANZADA

Son muchos los beneficios para el organismo en general, que por el hecho de limpiar los órganos "filtro", destaparlos, lo que no sucede con el colónico básico, ya que para efectuar esta Hidroterapia avanzada del Método D'Frederick se requiere apoyar al cuerpo con la medicina natural como son la medicina homeopática, la medicina homotoxica, aceites esenciales, hierbas, nutrición celular etc. es un proceso más largo y profundo de desintoxicación y restauración interna del organismo.

Los beneficios más importantes a nivel interno son:

Hidratación a nivel celular
Purificación de la sangre
Limpieza de órganos "filtro"
Aumento de energia natural
Oxigenación de las células
Equilibrio hormonal
Baja el estres
Regula las ansias de comer en exceso
Recupera energia vital
Aclara la mente
Aumenta la concentración mental
Mejora la memoria
Mejora la vista
Rejuvenece la piel

Quita la tensión muscular
Se pierde peso y tallas
Aumenta el "buen ánimo"
Aumento del libido o energía sexual
El mal olor corporal desaparece etc.

Para tratar cualquier enfermedad adquirida, este método de hidroterapia avanzada viene siendo la base primordial para curar el cuerpo. Una vez obtenidos los beneficios antes mencionados, el cuerpo ya se encuentra mucho más preparado para recibir el tratamiento natural de medicina específica para la enfermedad o rastros de cualquier síntoma que permanezca. La mayoría de los casos con mis pacientes únicamente ha sido suficiente con la hidroterapia avanzada para que muchas enfermedades desaparezcan poniendo de manifiesto el gran beneficio que el agua ejerce en nuestro organismo.

EL TERRENO EXTRACELULAR

El terreno extracelular es el espacio que existe entre celula y celula. Mediante el plasma que es agua en su "cuarta fase" en donde flotan todas las células, ellas se comunican entre sí, se alimentan, se hidratan y excretan todos sus residuos metabólicos fuera de ellas hacia el terreno que las rodea. Para que la célula pueda cumplir con sus funciones biológicas y metabólicas ese terreno debe estar limpio, hidratado, con nutrientes y oxígeno, para que puedan comunicarse entre sí, el mantenimiento de limpieza en este terreno viene siendo "INDISPENSABLE".

Cuando al cuerpo le falta agua por diferentes razones, ese terreno se va llenando de residuos tóxicos, acidez, y se convierten en radicales libres, afectando en gran parte a la misma célula, porque estos son de carácter ácido, como lo son los ácidos grasos, acido urico, acido carbonico, acido láctico, etc. Mientras el cuerpo pueda filtrar todos los residuos, no habrá problemas de salud. Pero si el suministro de agua esta deficiente, o el cuerpo se deshidrata, entonces los filtros ya no pueden sacar todos los residuos, quedando atrapada una parte en ellos, como cualquier otro filtro y por lo tanto dejarán de eliminar los residuos metabólicos al 100%, entonces esos residuos se van quedando atrapados en las células y en el capilar venoso a la espera de poder ser drenados. Si este "estancamiento" de residuos se mantiene por un buen tiempo, se incrementan y empiezan los problemas de salud. Mientras, el cuerpo va a hacer todo lo posible por mantener el PH (potencial de hidrógeno) de la sangre en su justo equilibrio, ya que ese acumulamiento de ácidos puede pasar a la sangre y acidificarla. El cuerpo no puede permitir esta acidez porque podría ocurrir un "bloqueo metabólico" que provoca la muerte súbita de la persona. Esto quiere decir que la acidosis metabólica ha sido tal que los pulmones, los riñones, no han sido capaces de drenar esa variación de acidez en la sangre que provocan un "paro" de reacciones químicas en la sangre y ocurre la muerte súbita. Entonces el cuerpo lo que hace para evitar este desequilibrio, empieza a "acumular" esos desperdicios en el espacio intersticial, que es el espacio entre la célula y el capilar venoso, y el sistema celular se va "empantanado". Este acumulamiento de toxinas va a afectar de modo negativo a la nutrición de la célula, porque esta barrera de radicales libres alrededor de la célula destruye los nutrientes y evaporan el oxígeno impidiendo así que entren a la célula. Esto sería una agresión al sistema celular dejándola sin nutrientes y sin oxígeno. Además estos residuos son ácidos cáusticos, que pueden llegar a "quemar" a la célula que termina "ahogada" en su propio excremento de residuos metabólicos.

Si esta condición continúa con el tiempo va a suceder que el sistema celular se va a degradar, donde la célula entra en una situación precaria, en donde solo le quedan dos opciones:

1. Morir por falta de oxígeno y nutrientes, quemada químicamente por los radicales libres acumulados a su alrededor.

2. Defenderse para sobrevivir.

La célula es un ser vivo con inteligencia, con capacidad de reacción. Ella lucha para sobrevivir, y lo puede hacer por medio de 4 mecanismos:

1. Formar un globo de agua en el espacio intersticial para diluir los ácidos y permitir el paso de nutrientes por medio del capilar a la célula, las demás células van a hacer lo mismo, entonces el cuerpo empieza a engordar.
2. El segundo mecanismo es cuando la célula convierte un ácido en una sal. Si tiene ácido clorhídrico lo hace reaccionar con hidróxido sódico y va a obtener agua H_2o y cloruro de sodio.
3. Drenando los ácidos por la piel o las mucosas, provocando problemas de piel como la psoriasis, dermatitis, eccemas, alergias etc.
4. El cuarto mecanismo sería la mutación al cáncer. O sea que la célula se "convierte" en célula anaeróbica (cancerosa), lo que significa que ya no ocupa oxigeno para vivir sino que empieza a consumir glucosa, la cual le permite reproducirse diez veces más rápido que una célula aeróbica o célula sana. El cuerpo se defiende de la acidez metabólica reteniendo agua y la persona "engorda" con solo tomar agua.

Entonces cuando las células comienzan a "morir", se va a manifestar una enfermedad dependiendo del área afectada. Cuando las células del cerebro mueren se manifiesta la enfermedad de Alzheimer. Si las células de la base del cerebro mueren se presenta la enfermedad de Parkinson. Si son las células del sistema nervioso ocurrirá una esclerosis múltiple. Cuando las células mueren en un tejido se convierten en un tejido fibroso, hablaremos entonces de fibromas. Un fibroma son células muertas dependiendo del lugar recibirá diferente nombre como puede ser: fibroma mamario, fibroma uterino, fibroma prostático. Si se mueren las células del pulmón será fibrosis pulmonar, si es en el hígado será fibrosis hepática, etc

Estas condiciones en la medicina convencional les llaman enfermedades "idiopáticas", significa que no encuentran su causa, ya que no se trata de parásitos, virus o bacteria responsable, siendo que es porque al órgano filtro le esta llegando mas carga de toxinas de las que puede filtrar y desechar, y es una basura de carácter ácido. Por ejemplo: imaginemos que una célula pulmonar está todo el tiempo recogiendo oxígeno y desechando dióxido de carbono, y de pronto empieza a recibir más ácido carbónico que oxígeno?.... Al final acabará sepultada en el ácido carbónico, quemada químicamente hasta que muere.

Mientras el cuerpo está en riesgo de enfermarse, trata de defendernos sacrificando una parte "sana" para ayudar a otra. Por ejemplo; cuando en el espacio intersticial tenemos demasiado ácido úrico, el cuerpo empieza a "robar" minerales de los huesos para compensar o disminuir ese riesgo, y así es como se presenta la osteoporosis, artrosis, artritis, todas las calcificaciones en las manos, pulmones y tejidos blandos. Igualmente pasa a nivel de la piel. Cuando el cuerpo utiliza la piel para eliminar esos ácidos corrosivos, como el amoniaco, urea, ácido carbónico, la piel se quemara presentándose como dermatitis, psoriasis, eccemas. Si el ácido se drena por las mucosas van a aparecer llagas en el estómago, en la boca (herpes), en el colon (colitis ulcerosa) etc.

La célula sana necesita un medio ligeramente alcalino, respirar oxígeno, necesita poco sodio, utiliza proteínas. En cambio la célula tumoral vive en un ambiente ácido, sin oxígeno, vive de la fermentación, empieza a cargarse de sodio en su interior donde debería haber potasio, porque están luchando con la acidez exterior. Entonces cómo deshacer ese tumor? Alkalinizando y limpiando los ácidos del terreno extracelular, bajando la ingesta de sodio, ya que el tumor necesita mucha sal para sobrevivir, oxigenando todos los sistemas con agua natural y pura. Principalmente recuperando la alcalinización del hígado, riñones, pulmones, para que la acidosis no siga aumentando en los filtros. Para "matar de hambre" al tumor se utilizan enzimas proteolíticas de acción selectiva, todo esto lo apoyamos con nutrición alcalina, ejercicio físico para ayudar a la desintoxicación, medicina homeopática, hierbas, etc. la nutrición basada en alimentos vivos como lo son vegetales y frutas correctas. El simple drenaje a base de agua natural de toxinas en los tejidos hará llegar el oxígeno y nutrientes hasta la célula. Una célula sana está saciada, no tiene hambre, funciona a la perfección.

El Método D'Frederick actúa en este terreno extracelular, apoyándolo con la medicina natural avanzada como lo es el manejo de: activadores, reguladores, bloqueadores, catalizadores, nosodes, sarcodes, fitoquímicos, drenadores, medicamentos unitarios y compuestos, nutrición celular etc.

OTROS BENEFICIOS DE LA HIDROTERAPIA AVANZADA

La hidroterapia avanzada tiene infinidad de beneficios en todos los órganos, sistemas y glándulas del organismo.

Nivel de sangre: la hidroterapia avanzada purifica la sangre. Cuando el cuerpo reabsorbe el agua limpia sirve para diluir, para oxigenar y limpiar la sangre de toxinas, venenos, parásitos que ya habían "emigrado" del colon, del sistema linfático o desde el hígado hacia la corriente sanguínea. Este es un alivio inmediato, principalmente cuando el paciente sufre de hipertensión, por la falta de liquidez de su sangre. Cuando la sangre se va haciendo espesa, se puede llegar a coagular por la falta de agua y esto es una condición peligrosa pues se podría presentar una embolia cerebral o un ataque cardiaco.

A nivel endocrino: el agua ayuda al buen funcionamiento de las glándulas endocrinas, por ejemplo las glándulas adrenales, que se encuentran encima de cada uno de los riñones, son las encargadas de la hormona del estrés. La mejor manera de bajar el estrés hormonal es con la hidratación inmediata con la hidroterapia avanzada. Las glándulas del estrés se relajan bajando el nivel de cortisol y la adrenalina de la sangre y el sistema nervioso descansa. Las hormonas trabajan directamente afectando al sistema nervioso autónomo.

Nivel sistema nervioso: El sistema nervioso autónomo es el sistema que trabaja de manera "automática" sin ser nosotros conscientes de ello. Es el que se encarga de los latidos del corazón, de la respiración, de la digestión, etc. sin que tengamos que hacer nada. Este sistema nunca descansa, ni de día ni de noche. Es un sistema controlado por el subconsciente. Una vez que las células se limpian, se hidratan, aumenta su habilidad de comunicarse a través de impulsos eléctricos con el resto del organismo, ya que el agua es el mejor elemento conductor de electricidad. El sistema nervioso "debe" estar en constante comunicación con las células para el mejor funcionamiento, ya que es el puente que comunica a las células con el cerebro.

A nivel sistema inmunológico: Como ya sabemos el sistema inmunológico nace y se desarrolla el 85% en el colon. Cuando el colon se va impactando con heces fecales, el sistema

Inmune se va debilitando por la falta de agua y la proliferación acelerada de bacterias, hongos, parásitos que se reproducen en un ambiente ácido por la deshidratación del mismo.

Las palabras de Jesus, escritas por
Juan. Evangelio de los Esenios.

"Y entonces, muchos enfermos y tullidos fueron a Jesus preguntandole: Si todo lo sabes dinos porque sufrimos estas penosas plagas? Porque no estamos enteros como los demás hombres? Maestro! Curanos para que nos hagamos fuertes y no tengamos que vivir por más tiempo en nuestro sufrimiento! Sabemos que en tu poder está curar todo tipo de enfermedad, líbranos de satán y de todos sus grandes males. "Dios no escribió las leyes en las páginas de los libros, sino en las páginas de vuestro corazón y en vuestro espíritu, se encuentran en vuestra respiración, en vuestra sangre, en vuestros huesos, en vuestra carne, en vuestros intestinos, en vuestros ojos, en vuestros oídos y en cada pequeña parte de vuestro cuerpo, están presentes en el aire, en las aguas, el viento, en las profundidades y en las alturas. Todas os hablan para que entendais la voluntad del Dios vivo. En verdad os digo que la escritura es la obra del hombre, pero la vida y todas sus huestes son la obra de vuestro Dios." Maestro, dónde se hallan esas escrituras, y dónde podemos leerlas, pues nosotros no conocemos más que las escrituras que hemos heredado de vuestros antepasados. Dinos las leyes de las que hablas, para que leyéndolas seamos sanados y justificados! Jesus dijo: "En verdad os digo que la enfermedad y sus plagas pueden ser expulsados por medio del ángel del agua, dejad pues que el ángel del agua os bautice también por dentro para que así mismo estéis internamente tan puros como la espuma del río jugueteando a la luz del sol.

"[Buscad por tanto una gran calabaza con el cuello de la longitud de un hombre, extraer su interior, y llenadla con agua del río caldeada con la luz del sol, colgadla en la rama de un árbol y arrodillaos en el suelo ante el ángel del agua, haced que el tallo de la calabaza penetre vuestras partes ocultas para que el agua fluya a través de todos nuestros intestinos, luego descansad arrodillandonos en suelo para que libere vuestro cuerpo de toda inmundicia y de toda enfermedad.]"

"Dejad, entonces que el agua salga de vuestro cuerpo para que se lleve de su interior todas las cosas sucias y fétidas y veréis con vuestros ojos y olereis con vuestra nariz todas las abominaciones e inmundicias que residian en vuestro cuerpo, atormentandonos con todo tipo de dolores, y enfermedades.

En verdad os digo que el bautizo interno con agua os libera de todo eso, del mismo modo que la oscuridad de la noche se disipa ante la luminosidad del sol naciente."

Aquí queda muy claro en este evangelio de los Esenios, escrito por Juan, que el mismisimo Maestro Jesus, recomendaba el lavado del intestino, con agua pura, vía rectal, para sanar las enfermedades, como una ley de la madre naturaleza, los beneficios de esta limpieza eran indispensables en el cuerpo para sanar y alcanzar la Divinidad. Beneficios que siguen estando vigentes, puesto que la naturaleza del cuerpo sigue estando intacta hasta el día de hoy. Estos párrafos resumidos del evangelio de los esenios, son palabras textuales del Maestro Jesus.

Una vez más, lo confieso, estos párrafos que avalan y comprueban que la hidroterapia del colon está basada en un conocimiento milenario y a la vez sagrado, me han impresionado y llenado de emoción, pues para mi tienen un valor incalculable!!

LA FERMENTACIÓN

La fermentación es un proceso catabólico biológico natural que se basa en la descomposición de elementos orgánicos, como sucede con los alimentos y bebidas donde no se requiere de la presencia del oxígeno. Este proceso lo realizan los micro-organismos como lo son los hongos y ciertas bacterias, levaduras, etc. anaeróbicas que se alimentan de glucosa (azúcar) y eliminan el dióxido de carbono.

El proceso de la fermentación varía según la temperatura ambiental, dependiendo siempre de temperaturas de calor alto. Un ejemplo, tenemos la levadura que se usa para fabricar el pan, debido a la producción de gas (dióxido de carbono), la masa se eleva, aumenta su volumen una vez puesta en el horno a temperatura alta.

En la antigüedad este proceso de fermentación era muy usado para fabricar vinos, alimentos, pan etc. Los hongos y bacterias son de gran importancia en la cadena alimenticia, ya que su función es "transformar la materia organica en inorganica". O sea que ellos se alimentan de organismos muertos (cadáveres), descomponiéndose en materia inorgánica.

Las plantas se comportan de la manera totalmente contraria a estos hongos. Las plantas son seres capaces de generar su alimento a partir de la materia inorgánica, y su rol fundamental es generar "oxígeno", que necesita la mayoría de los seres vivos para la vida. Estos procesos forman el ciclo alimenticio también llamado ciclo biogeoquímico.

Los seres vivos utilizamos el oxígeno en el metabolismo desechando dióxido de carbono una vez se produce la combustión dentro de la mitocondria celular. Una vez que los seres vivos "mueren", toda la materia que compone el cuerpo regresa nuevamente al medio ambiente, gracias al trabajo de los hongos y bacterias que se encargan de "descomponer" la materia orgánica en materia inorgánica, para seguir generando vida nueva.

Dentro de la célula humana se produce la fermentación anaerobia a nivel citoplasma. Esto sucede cuando no se dispone de suficiente oxígeno en la célula y le impide "respirar", por lo que puede convertirse en célula anaeróbica, la cual no necesita el oxígeno, sino que se alimenta de glucosa. En este proceso no se produce dióxido de carbono, se produce ácido láctico.

El ácido láctico es un subproducto de la célula que se produce en el proceso de fermentación en los músculos al hacer ejercicio físico intenso, y es el que causa "dolor" en los músculos otro día de haber hecho ejercicio. Este ácido es un desecho celular que estas ya no pueden utilizar, por lo que deben deshacerse de él. De no ser así causará efectos secundarios como la fatiga muscular y los calambres.

La acumulacion de este acido en las fibras musculares las va endureciendo por falta de agua y movimiento. El ejercicio constante y la hidratación ayudan a sacar el ácido láctico de los músculos para ser procesado y eliminado por el hígado.

ESTREÑIMIENTO

Como todos sabemos, el problema del estreñimiento aumenta cada dia mas y empieza a mas temprana edad. Los niños menores de 10 años de edad están presentando estreñimiento de adultos, debido a la dieta occidental basada en alimentos procesados, refinados que ya no contienen nutrientes como lo es toda la "comida rápida" de este país. Además de muchos contaminantes químicos que son usados en el hogar como detergentes, desodorantes etc. están ayudando a que el cuerpo se descontrole y vaya perdiendo su equilibrio natural.

El estreñimiento es cuando la persona "siente" deseos de evacuar y no puede eliminar nada, pero también cuando existe diarrea significa que el colon está lleno y sucio. Para que usted, no se confunda y piense que como tiene diarrea el colon está libre, no es así, la diarrea no saca la materia ya pegada por años, solamente deshidrata y saca los alimentos que recién se han ingerido. El estreñimiento es el resultado de varios factores en el funcionamiento del sistema gastrointestinal. La digestión comienza cuando los alimentos entran a la boca, ahí son envueltos y molidos con la saliva, pasando por el tubo del esofago, el tubo que conecta a la boca con el estómago. Al final del esófago y pegado al estómago se encuentra la válvula llamada Hiato, esta válvula se abre permitiendo la entrada de los alimentos al estómago, cerrándose automáticamente una vez que el esófago se ha "vaciado" por completo. Una vez los alimentos han sido triturados y sintetizados en sustancias más pequeñas por la acción del ácido clorhídrico, el cual es liberado por las paredes del estomago, ahi se forma una especie de "papilla" mas blanda la cual se encamina hacia el "duodeno" que se encuentra en la parte baja del estomago y es la primera porción del intestino delgado. Ahi, esta "papilla" es impregnada con enzimas del páncreas, las enzimas son químicos naturales que ayudan a "deshacer" los alimentos en moleculas y atomos para que puedan entrar a la célula como nutrientes, y también del hígado convirtiéndose en líquido para que pueda ocurrir la "absorción" de nutrientes en el intestino delgado hacia la sangre. El líquido que "sobra" con residuos alimenticios que no se fueron en la sangre, pasa al colon a través de la válvula "ileocecal", es la válvula de paso que conecta al intestino delgado con el colon, la cual se cierra automáticamente una vez el líquido de desecho se ha vaciado en el colon. Cuando este líquido llega al colon ascendente, que se sitúa en la parte derecha del vientre bajo, empieza el movimiento intestinal ondulatorio llamado "peristalsis" que va a mover esos residuos hacia el colon transverso, y luego al colon descendente que viene siendo la última parte del colon que está situada a la izquierda del vientre y termina con el recto. En todo ese trayecto con la peristalsis, el colon empieza a absorber el agua del líquido hasta volverlo sólido, deshidratando y convirtiéndolo en material de desecho conocido como "materia fecal" o "heces fecales".

Mientras estas heces fecales hacen su "recorrido" dentro del colon a través de sus paredes que constan de varias capas con diferentes funciones, a través de las paredes se está "reabsorbiendo" el agua para regresar a la sangre que hidratara a los órganos, glándulas, tejidos etc. O sea entre más tiempo permanezcan las heces fecales en el colon más se secaran y endurecerán debido a la deshidratación que sufren en el trayecto del colon. A la misma vez están siendo atacadas por bacterias, hongos y parásitos produciendo más mucosidad que son desechos tóxicos que vienen del sistema linfático y han sido depositadas en el colon para también ser expulsadas junto con las heces fecales. Cuando las heces fecales no salen a tiempo, esta mucosidad se convierte en un medio "fangoso" "fermentado" por la acción de billones de bacterias coliformes produciendo "gases" tóxicos llamados "flatulencias". Esas mucosidades, igual que las heces fecales, se van deshidratando y se convierten en un "pegamento".

Logrando que se vayan incrustando en las paredes del colon por tiempo indefinido, convirtiéndose en un peligro inminente para la salud, ya que sus consecuencias podrían llegar a ser fatales con la aparición del cáncer. Esos acumulamientos de heces fecales de toda una vida puede llegar a acumular hasta 30 a 40 libras de materia atrapada en el colon sin que la persona tenga conciencia de ello.

El primer síntoma de "estreñimiento" es cuando la persona tarda más de diez minutos para evacuar las heces en el inodoro, ya eso es un signo temprano del estreñimiento, aun tratándose de un niño. Aunque se logre una evacuación o dos al día no significa que el colon se "desocupo" por completo, siempre va a quedar un remanente en las paredes ya que no alcanza a deslizarse hasta la salida por la falta de agua en el colon.

El estreñimiento crónico es una de las causas principales de muchas enfermedades debido a la DESHIDRATACIÓN o la falta de agua en el organismo.

El Método D'Frederick se encarga de HIDRATAR al cuerpo, limpia y desintoxica a nivel celular en organos, glandulas y sistemas, expulsando de manera segura y fácil todas las heces fecales viejas, toxinas, mucosidades y acidez, por eso se logra la auto curación natural en el cuerpo.

LA SOLUCIÓN AL ORIGEN DE TODAS LAS ENFERMEDADES

El Método D'Frederick presenta la solución infalible para desaparecer el origen de todas las enfermedades adquiridas. Las enfermedades no poseen un origen propio como tal, todas son una manifestación del cuerpo de la condición en que se encuentra el terreno extracelular, que es donde viven todas las células y donde se desarrollan todos los procesos biológicos y químicos de nuestro organismo para mantenernos con vida.

El terreno extracelular, es una membrana o "cimiento biológico", que está formado por la membrana basal, también llamada "matriz". Esta membrana está compuesta por fibras de colágeno que forman el tejido conectivo, ahí descansa el Plasma, compuesto de un 85% de agua estructurada en su cuarta fase, que contiene proteínas, minerales, vitaminas, grasas, glucosa, etc. donde se alimentan todos los sistemas de todo el organismo. En este terreno es donde ocurre la vida de la célula, por lo tanto de ahí depende nuestra vida también. Todo nuestro cuerpo con todos los órganos, sistemas, glandulas, todo está envuelto con esta membrana basal o matriz, porque cada milímetro de nuestro cuerpo "debe" permanecer "vivo" siempre, por eso necesitamos saber cómo se mantiene el cuerpo para que todas las células se mantengan en buen estado de salud, dependen de nuestro conocimiento para que se mantengan "vivas".

La célula es el núcleo estructural, anatómico y funcional más importante de todo ser vivo. De la salud de las células depende toda nuestra salud, y como organismo viviente, la célula se alimenta, respira, se reproduce, excreta sus residuos metabólicos, y todo esto sucede en el terreno extracelular o membrana basal. Cuando esta membrana basal donde son excretados todos los residuos metabólicos se va saturando de ácido, fermentación, parásitos, hongos, etc. lo primero que se escasea es el agua del plasma, llega el momento en que el plasma se va deshidratando, por la contaminación de los radicales libres acumulados alrededor de las célula, así mismo el sistema linfático que rodea a la célula, como los vasos sanguíneos para recoger las toxinas sin la suficiente liquidez del plasma, esa función se va haciendo insuficiente, afectando directamente la salud de todas las células. Por esta razón la pared de la célula implicada empieza a desintegrarse por la corrosion y oxidacion del ambiente extracelular, siendo este el origen principal para la manifestación de cualquier enfermedad como la diabetes, asma, presión alta, diarrea, constipación, artritis, alergias, obesidad, indigestión, gastritis, cáncer, vértigo, etc.

Cuando el cuerpo se "oxida" a nivel celular, aparecen arrugas prematuras, resequedad en la piel, manchas en la cara, obesidad etc. El cuerpo humano requiere de un "mantenimiento interno" para poder deshacerse de manera fácil y segura de la acidez y radicales libres que son la causa de todas las enfermedades adquiridas. Enfermedad adquirida se entiende como las enfermedades de adultos que se presentan a medida que vamos envejeciendo, solo por el hecho de vivir, el organismo se va "ensuciando" a nivel microscópico (celular) y a nivel fisico como es la materia fecal en el colon.

El colon es el más grande y el único contenedor de materia fecal en el organismo, que por malos hábitos alimenticios y la deshidratación en el cuerpo, las heces fecales se van quedando atrapadas en los repliegues de sus paredes, provocando una fermentación altamente tóxica, ya que son invadidas por billones de bacterias coliformes, hongos, gérmenes, parásitos, etc. produciendo gases tóxicos dentro del intestino los cuales pasan a la sangre provocando malestares, como dolores de cabeza, mareos, náuseas etc. Cuando esta fermentación pasa a la sangre, el oxígeno que debería ser entregado a las células para que puedan respirar, se volatiliza al contacto con los ácidos tóxicos del terreno extracelular, entonces la célula se queda "privada' del vital elemento como lo es el oxígeno, y en vez de oxígeno recibe glucosa, eso las ahoga, y llega el momento que las mata. Si esta condición continua por mucho tiempo las células se oxidan teniendo dos opciones a seguir: o se mueren de asfixia, o se convierten en células "anaerobias", quiere decir que ya no necesitan el oxígeno para vivir, sino que se alimentan únicamente de glucosa, lo que las hace reproducirse a una velocidad 10 veces mayor que el crecimiento normal, convirtiéndose así en células cancerosas. Todos los seres humanos podemos acumular glucosa alrededor de las células, aunque el problema es la falta de oxígeno que llega a través de la sangre. Tanto los radicales libres como la glucosa alrededor de las células se producen por la falta de "agua" en el cuerpo que es la que proporciona el oxígeno mediante la sangre. Ya que nuestro cuerpo requiere un abastecimiento constante de agua para mantenerse hidratado, es lógico pensar que cuando existe la acidez en el terreno extracelular (alrededor de la célula), es por falta de agua que la diluya y sea eliminada junto con las demás toxinas.

EL ORIGEN DE FERMENTACIÓN
EN EL COLON

El colon es el último órgano del sistema gastrointestinal. Es un músculo muy elástico que trabaja como un filtro re-absorbiendo el agua de los desperdicios alimenticios que llegan del estómago a través del intestino delgado, en estado líquido. O sea que prácticamente nuestro cuerpo se hidrata tomando el agua a través de las paredes del colon. El colon según estudios tiene una longitud de 4 a 5 pies de largo, según la estatura de la persona.

Cuando los residuos de desecho llegan al colon, este los empieza a "deshidratar" para mandar esa agua de regreso al organismo e hidratarnos. Cuando las paredes del colon están impactadas con heces fecales de muchos años, esa agua se tiene que filtrar a través de las paredes sucias, contaminadas con las heces fecales infestadas de hongos, parásitos, bacterias etc.

Estos parásitos se logran "colar" de regreso en el agua reabsorbida y pasan a la sangre, por lo que les permite llegar a otras partes del cuerpo y quedarse a "vivir" allí, ya sea en los pulmones, hígado, estómago, garganta, cerebro etc. en cualquier parte, ya que ellos andan buscando el mejor "lugar" donde vivir. Los parásitos y bacterias "malas" dentro de nuestro cuerpo, nos causan mucho daño y enfermedades. Los parásitos se alimentan de materia muerta, como lo son tejidos, células y alimentos procesados que no contienen oxígeno, por lo que se les consideran alimentos muertos porque no proporcionan nutrientes a la célula, solamente contaminan el terreno donde ellas viven, provocando problemas en su funcionamiento normal.

El colon también alberga el 85% de las células del sistema inmunológico! Esto es de vital importancia ya que de ahí dependen nuestras defensas a todo lo que amenaza al organismo. De ahí nace la importancia de mantener el colon lo más limpio posible durante nuestra vida, puesto que de él depende la resistencia a las enfermedades.

El colon no se enferma nada más porque sí, sino que debido a nuestros malos hábitos, principalmente a la alimentación de la vida "moderna", el colon sufre de atascamientos y fermentación tan crónicas y severas que se convierte en cáncer. Debido a que los residuos alimenticios permanecen más tiempo dentro del colon, ahí son atacados e invadidas por millones de bacterias y parásitos microscópicos, en donde se alimentarán y se reproduciran rápidamente. Las heces fecales para los parásitos viene siendo "el paraíso", entonces empieza el proceso de fermentación. Esta fermentación va a tornar el agua que será reabsorbida por el colon, se convierte en agua "ácida". El agua ácida va a llegar hasta el terreno extracelular, perjudicando a las células de diferentes maneras. El ácido "evapora" el oxígeno del agua y también de los alimentos vivos, dejando a la célula privada del oxígeno vital que necesita para su metabolismo.

Por eso el primer síntoma de que eso está pasando es el cansancio en la persona. Cuando se siente un cansancio con sueño después de comer, eso ya viene siendo un indicio de que la célula no está recibiendo suficiente oxígeno, ni nutrientes, y así se empieza a debilitar.

Entre más tiempo pase con esta condición, se irá haciendo cada vez más crónica, al grado de que comienzan los síntomas como: las alergias en la piel, cansancio crónico, anemias, diabetes, hasta llegar al cáncer. Mientras el terreno extracelular, no reciba el agua suficiente para "lavar" esa acidez, los problemas de salud se irán incrementando cada dia mas.

Cuando el terreno extracelular contiene demasiado ácido, también llamado "radicales libres", las células ya no pueden comunicarse entre sí. No se pueden nutrir correctamente, ni tampoco pueden respirar. Si a esta condición le agregamos que el cuerpo produce 1 ½ litro de mucosidad diariamente para protegerse de bacterias y parásitos en cualquier parte del cuerpo, todavía se compromete más este terreno por la falta de agua, o también llamada deshidratación. Estas dos condiciones: la acidez y la deshidratación son las dos causas de todas las enfermedades adquiridas!

El problema más común y generalizado en el colon, hoy en día, es el estreñimiento.

PARÁSITOS (Infecciones Más Comunes)

Los parásitos son organismos pequeños normalmente de una sola célula que habitan en otro organismo más grande alojandose en su interior para vivir de él. La mayoría pueden entrar por la boca o por la piel a través de los pies si se nada en aguas contaminadas, pueden ser en calidad de gusanos, o larvas que se manifestaron más tarde como infección en el cuerpo.

Los parásitos pueden alojarse en cualquier parte del organismo, como el estómago, el hígado, el cerebro, los intestinos etc.

Amibiasis: esta es una infección causada por la Entamoeba Histolítica, un parásito que se aloja en el colon, puede existir en forma activa o en forma de "quiste" en las paredes del intestino. Este parásito se alimenta de bacterias y de materia fecal, causando comúnmente diarrea, gases, inflamación del vientre, constipación y cólicos, que empiezan de forma leve, aumentando a medida que se reproduce el parásito dentro del intestino. También se puede llegar a experimentar fiebre, bloqueo intestinal, deposiciones con mucosidad y sangrado. Cuando este parásito invade el apéndice se inflama provocando la llamada apendicitis, la cual es muy dolorosa que requiere de atención médica inmediata. Este parásito puede llegar a provocar cáncer de colon, de no atenderse en sus etapas tempranas. La amibiasis puede invadir también al hígado, provocando "abscesos", que traen fiebre, escalofríos, vómitos, pérdida rápida de peso etc.

Si los parásitos se están reproduciendo y alimentando de las eses fecales, no seria mas logico si limpiamos el intestino, sacandole toda la materia fecal "retenida" por muchos años, entonces podemos administrar un antibiótico "natural" que es menos dañino, una vez el colon limpio?

Esto es lo que el Método D'Frederick hace en estos casos. Vamos a la "causa", no al síntoma, porque mientras exista la fuente en donde los parásitos se alimentan y se protegen que es la materia fecal, es mucho más difícil, casi "imposible" de erradicarlos, porque mientras los antibióticos alópatas "matan" a los parásitos activos (adultos), que pasa con las "larvas" o "huevecillos" que todavía no se activan, y que se encuentran por millones, están protegidos, encapsulados en donde los antibióticos no llegan? Al rato se activan y se comienzan a reproducir, y así se convierte en un círculo vicioso que nunca termina.

Así existen muchos más parásitos de diferentes familias que se "hospedan en el colon" causando infinidad de enfermedades con el tiempo, que pueden llegar hasta el cáncer. El Método D'Frederick aplica para cualquier parásito, no importa de qué familia es, se expulsa junto con las heces fecales, tanto los parásitos activos como los que están por nacer, es la única manera de asegurarnos que el intestino o colon está libre de parásitos, y podemos prevenir muchas enfermedades.

MECANISMOS NATURALES DEL CUERPO

El cuerpo humano cuenta con muchos mecanismos naturales de defensa, por citar algunos:

La diarrea: la diarrea puede ser causada por una infección parasitaria, o por la ingesta de laxantes. En cualquiera de los casos, el cuerpo va a tratar de "Purgarse", trata de expulsar lo que le está causando daño o es un "peligro" para la salud. La diarrea es la forma del organismo de defenderse, y debemos dejarlo "fluir", más no tratar de impedirla o detenerla con fármacos, cuando lo que el cuerpo necesita es "deshacerse" de algo nocivo o venenoso.

Lo mismo pasa con el vómito: este es también una forma de defensa del cuerpo de algo dañino dentro del estómago, que está tratando de que no llegue a la sangre porque podría ser fatal.

La fiebre también es otro mecanismo de defensa en donde el cuerpo "sube" la temperatura a propósito para "matar" o "aniquilar" algún virus peligroso que anda en la circulación sanguínea.

La tos, las flemas, el moco etc. todos son intentos del cuerpo que indican que algo extraño se encuentra dentro del organismo.

Los tumores también son esfuerzos del cuerpo que está "encapsulando" toxinas para defendernos. Para cualquier enfermedad incluso el cáncer, el cuerpo puede usar estas vías de eliminación para "expulsar" enfermedades.

La naturaleza misma cuenta con los elementos adecuados para hacerle frente a todos estos problemas de salud como lo son las hierbas, la medicina homeopática, la medicina antihomotóxica y muchas terapias más, pero el elemento principal, número uno que ayuda al cuerpo a poder realizar sus procesos de autocuración es el AGUA. El agua aplicada vía rectal como lo hace el Método D'Frederick, no es una terapia más, sino que es el cimiento, la base para activar el proceso de autocuración. El cuerpo sin agua suficiente no puede realizar su trabajo de curación de manera natural, es casi "imposible", es como si pretendieramos lavar la ropa sucia usando solamente el detergente. ¡Sin agua! Esto pasa cuando el organismo enfermo está deshidratado, es más difícil que se pueda curar al 100% usando solamente la medicina natural. Las hierbas así como la homeopatía son muy efectivas siempre y cuando el cuerpo o terreno extracelular esté bien hidratado, esta es la clave, la fórmula lógica y perfecta para el cuerpo: Primero la HIDRATACIÓN y después todo lo demás y el cuerpo va a responder de manera inmediata. El cáncer así como cualquier otra enfermedad hay que "expulsarlas", no se deben quedar atrapadas, presas, con fármacos, porque aunque los síntomas disminuyan no significa que la enfermedad se terminó, sino todo lo contrario seguirá tomando fuerza y se manifiesta aún más agresiva e invasiva.

Este concepto del Método D'Frederick está basado en las leyes naturales que rigen al mismo. Estas leyes o conocimiento de la naturaleza ha sido desvalorizado, ignorado por más de un siglo lo cual ha dado lugar a enfermedades más agresivas hoy en día.

Este conocimiento es ancestral y universal, porque las leyes naturales no cambian a través del tiempo, y conocerlas es nuestra responsabilidad, la salud es solo nuestra, y entre mejor la conozcamos más protegidos estaremos, libres de enfermedades.

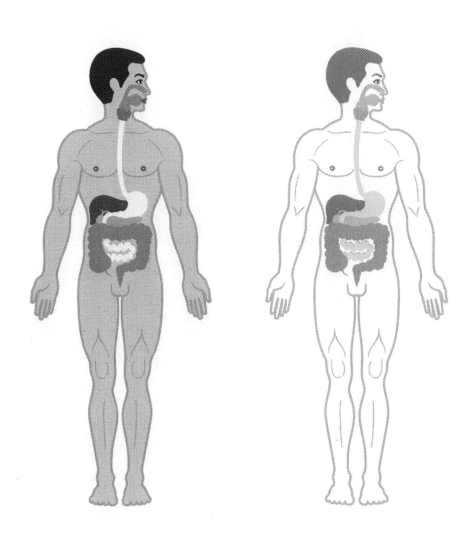

SISTEMA ENDOCANNABINOIDE

El cuerpo humano en su infinita inteligencia biológica, posee trillones de células especializadas para formar los distintos órganos, glándulas, tejidos, etc. con un increíble sistema de comunicación intercelular, o sistema de neurocomunicación dirigido y controlado por el cerebro. Este sistema endocannabinoide se compone de receptores llamados cannabinoides y endocannabinoides, o sea que actúan en conjunto. Estos receptores cannabinoides no son más que proteínas de membrana celular, y sirven para activar funciones fisiológicas del cuerpo desde el interior de las células. Existen 2 receptores principales del sistema endocanabinoide: el CB-1 y el CB-2, aunque ya se ha aceptado un tercer receptor llamado GPR55, estos receptores son proteínas capaces de transmitir señales desde el terreno extracelular hasta el interior de la célula. Estos receptores CB1 se encuentran en abundancia en el cerebro, médula espinal, hígado, pulmones, músculos, sistema gastrointestinal, páncreas, sistema inmunologico, organos de reproduccion etc. El receptor CB2 se encuentra en la piel, huesos y bazo, en el sistema nervioso central.

Uno de los principales trabajos que desempeña el sistema endocanabinoide es la regulación de la homeostasis del cuerpo, el metabolismo y el proceso del dolor. Cuando el organismo está sano, hidratado y bien nutrido, tiene la capacidad de producir todos estos receptores de manera natural, ya que como dije anteriormente estos receptores "dependen" de la salud del terreno extracelular para poder transmitir todas sus señales en diferentes áreas del organismo.

CANNABIS MEDICINAL

Existen tres diferentes clases de la planta de cannabis, la Cannabis Indica, Cannabis Sativa y la Cannabis ruderalis. Estas plantas producen cannabinoides o fitocannabinoides, químicos que se "identifican" con los endocannabinoides naturales del cuerpo, afectando las áreas de la conducta, el hambre y el dolor de la persona que la consume. La química de la cannabis es muy compleja, solamente 85 cannabinoides afectan directamente al área del cerebro, más otros 483 químicos que contiene la planta.

El químico principal de la planta cannabis es el THC (tetrahidrocannabinol), este es el químico Psicoactivo, también tiene el cannabidiol CBD, que regula la actividad del THC.

El THC es una droga que estimula el flujo sanguíneo, razón por la que los ojos se tornan "rojos", baja la presión arterial obligando al corazón bombear la sangre de manera más rápida, teniendo una duración aproximadamente de 3 horas su efecto.

La cannabis, no se le pueden negar sus propiedades medicinales, mas no por eso se recomienda fumarla o ingerirla sin supervisión médica. La manera más segura es usarla de manera externa, en forma de ungüento, cremas etc., porque así como puede "ayudar" al dolor puede ser altamente nocivo para la salud.

Lo más recomendable para evitar el dolor, es el mantenimiento interno, y la nutrición correcta, de manera que el cuerpo tenga sus "materiales" básicos para que, el mismo produzca sus cannabinoides y endocannabinoides. No existe nada más perfecto para nuestra salud que lo que el mismo cuerpo produce de manera natural. La industria farmacéutica jamás podrá superar la inteligencia divina y biológica de nuestro organismo para curar enfermedades.

Todas las enfermedades que tratan de "curar" con la cannabis, todas se pueden: prevenir, o curar con solo darle mantenimiento interno a nuestro cuerpo, ese mantenimiento en el terreno extracelular que tanto he venido mencionando, es la clave para prevenir y/o curar enfermedades físicas como: alzheimer, osteoporosis, artritis, diabetes, alta presión, asma, lupus, fibromialgia, cáncer, alergias, etc. así como enfermedades mentales, como la ansiedad, depresión, trastorno bipolar etc.

INFLAMACIÓN INTESTINAL

Hay dos tipos de inflamación que pueden ocurrir en los intestinos:

1ra) Inflamación crónica de la pared en la parte baja del intestino delgado (íleon), y la primera parte del colon ascendente, conocida en la medicina alópata como la Enfermedad de Crohn (Crohn's disease).

2da) Las úlceras en el colon, también llamada Colitis Ulcerativa.

Los síntomas más comunes pueden ser:

a) Inflamación y dolor abdominal.
b) Obstrucción del intestino
c) Perdida de apetito
d) Sensación de llenura en el abdomen bajo y del lado derecho.
e) Gas abdominal cronico.
f) Diarrea
g) Fiebre
h) Espasmos y calambres
i) Vomito
j) Sangrado al momento de una evacuación intestinal. etc.

Son muchos los síntomas que se presentan cuando el intestino grueso está obstruido o tapado con materia fecal adherida en sus paredes por muchos años. Como he venido explicando, todos estamos expuestos a estos problemas del colon principalmente, por la mala dieta y la falta de agua en el cuerpo. Pero siguiendo con los síntomas sucede que, normalmente la persona va con el doctor de medicina hospitalaria donde se le practicara un examen de "colonoscopia", para verificar dentro del colon la existencia de tumores "malignos" o úlceras cancerosas. También le van a practicar una "biopsia" y una tomografía (CT) para identificar abscesos dentro del colon. El diagnóstico será:

Chron's disease (enfermedad de Crohn), de la cual no conocen su causa, y tampoco tienen la cura. Si el doctor le está diciendo esto, entonces por qué un tratamiento??

Lo más seguro que le van a recetar es: Loperamide o Codein, psyllium (fibra), antibióticos para parásitos y bacterias como el Metronidazole, aun a sabiendas de que este antibiótico causa daño a las terminaciones nerviosas cuando se toma por periodos prolongados, la persona empieza a sentir "pinchazos" como piquetes de agujas en las piernas y brazos. También van a recetar Corticosteroides como el Prednisone para la diarrea y el dolor abdominal, sin embargo también estos tienen efectos secundarios muy serios. Cuando todos estos fármacos (inútiles) no les dan resultado, siguen con la cirugía de colon. Cuando las úlceras, inflamaciones y obstrucciones no se alivian de lo contrario se van empeorando, van a "cortar" la parte del colon afectada para aliviar los síntomas, aunque tampoco es la "cura" definitiva, porque los síntomas continuarán en mayor o menor grado pero continuarán. Muchos de estos pacientes son sometidos a una segunda cirugía, (colostomía), donde les perforan el colon y les colocan una "bolsita" de plástico donde se van a depositar las heces fecales, quitándole calidad de vida al paciente. Aun así con la colostomía no "evita" de ninguna manera el cancer de colon o en cualquier parte del sistema gastrointestinal, porque la causa que está "pudriendo" la pared del colon sigue ahí, las heces fecales adheridas a lo largo del colon seguirán ahí, los parásitos y bacterias seguirán "infectando" y "fermentando", lo que provoca la inflamación y el dolor abdominal, y si esto no se "expulsa" con agua y de manera natural, luego aparecera el "cancer" de colon.

Esta historia la he escuchado "miles" de veces en mi consulta. Cuando el paciente llega "antes" de las cirugías en el colon, tiene el 99.9% de probabilidad de curarse con mi método natural.

Y vamos a analizar con la lógica de una mente inteligente. Para empezar, debemos entender que a todo ser humano se le puede "obstruir" el colon en cualquier etapa de su vida, comenzando desde la edad de 6 años, si así es desde los 6 años los niños pueden padecer esto. Más adelante explicaré uno de tantos casos de niños que estaban a punto de la cirugía del colon por obstrucción e inflamación. Hay doctores Pediatras, que me mandan a sus pacientes "niños" para que les limpie el colon, cuando ellos ya no saben cómo hacerlo. Muchos de los niños han llegado en un "grito" de dolor, con fiebre e inflamación del vientre, y gracias a mi método de limpieza intestinal avanzada han quedado perfectamente sanos. Porque, como es posible que a un niño, que apenas empieza su vida, sea sometido a tan atroz cirujia como la colostomía, donde su calidad de vida ya no va a ser completa, con el solo hecho de traer pegado a su vientre una "bolsa de plástico" para que el colon deposite ahí las heces fecales? Y estos casos se presentan cada vez más frecuentes en mi consulta. Entonces no esta de mas una llamada de "atención" para todos los padres que tienen hijos menores de edad, tengan mucho cuidado si su hijo (a) está padeciendo de estreñimiento, parásitos, diarrea, inflamación del vientre, no esperen a que eso se complique, y piensen primero en un lavado intestinal con un profesional. No con enemas "caseros", ni fibras se resuelve el problema, sino todo lo contrario lo pueden empeorar. NO ES CIERTO que la hidroterapia avanzada "hace daño" al colon, sino todo lo contrario se han salvado cientos de niños y adultos y se han evitado las cirugías de colon, esta es una verdad que puedo sostener con tantos años de práctica y experiencia en esta terapia, "ningún" paciente ha quedado mal o peor después de mis tratamientos, ese es mi record, por eso puedo hablar con esta autoridad en el tema, nadie me lo ha "contado" ni lo he visto en ningún "libro", este es el resultado del trabajo diario, de casi veinte años ininterrumpidos, con pacientes reales en vivo, no "virtuales", como muchos médicos usan el internet para diagnosticar, recetar y vender sus productos! Eso en mi opinión no es ético, porque como te aseguras que quien está detrás de la pantalla es un verdadero médico o doctor, lo más probable que sea un "vendedor" de productos.

Conclusión: Todos estos síntomas, antes mencionados, estreñimiento, dolor, inflamación y más, desaparecen con el Método D'Frederick.

El cuerpo es muy complejo en su naturaleza biológica y a veces las enfermedades necesitan ser atacadas desde la raíz con medicina más especializada y a un nivel más profundo. Con la hidroterapia avanzada el cuerpo rejuvenece porque trabaja a nivel celular, y cuando las células están en su justo equilibrio pueden trabajar correctamente y eso se traduce en salud y bienestar.

EFECTOS DEL "FUEGO" INTESTINAL

El cuerpo es una Bio-batería que trabaja con energía positiva y negativa. Cada célula del cuerpo es un pequeño acumulador y motor a la vez que produce energía y a la vez consume energía para sostenernos la vida. El principal centro bioenergético donde se almacena y se genera la energía del cuerpo está en el "área intestinal" o "área pélvica", donde se sitúa el chakra de la energía sexual. Este conocimiento tiene miles de años, solo que la ciencia no le ha dado la importancia que merece a nivel salud. Otra de las leyes naturales que rige nuestro organismo en naturopatía es la ley que dice: "primero tenemos que bajar la temperatura o fiebre intestinal para que el cuerpo se pueda curar". La fiebre intestinal es la condición en donde la temperatura térmica del cuerpo es mucho más alta que la del resto del cuerpo. El sistema digestivo que comprende los órganos como el estómago, hígado, páncreas, intestino delgado, colon o intestino grueso, es el sistema que más energía consume y más energía produce.

Entonces a medida que la persona se va deshidratando, la temperatura en el área intestinal va subiendo, entre menos agua en el cuerpo, más subirá la temperatura intestinal. Esta temperatura alta que es como tener un "fuego" ardiendo, va a bajar la energía-anímica de todo el resto del organismo, afectando a los sistemas como el sistema inmunológico que se va debilitando por la falta de agua y vamos quedando "desprotegidos" ante el ataque de cualquier virus o bacterias.

La temperatura alta del área pélvica sube por el líquido cefalorraquídeo a través de la espina dorsal llegando hasta el cerebro, provocando: fatiga mental, confusión, cansancio, desgano, desánimo, mal carácter, desenfoque mental, mala memoria, dificultad para concentrarse, dificultad para estudiar. Los calores de la menopausia llamados "hot flashes" no son más que "gritos" del cuerpo que necesita "AGUA" vía rectal, claro, dependiendo de la condición que tenga la paciente en el intestino va a ser la edad en que se presenten los calores, porque en vez de que el cerebro reciba energía, le está llegando "fuego" o temperatura térmica alta, que ya ha estado pasando a la sangre por muchos años. Esta condición puede durar años con síntomas como la constipación, estreñimiento, reflujo ácido, gastritis, etc. La gastritis no es más que la inflamación de las mucosas del estomago y esofago debido a la "quemazon" permanente en el área intestinal. Esta quemazón obviamente está pasando a la circulación sanguínea, está afectando terminaciones nerviosas del dolor, también los nervios se inflaman como en nervio "vago" que corre desde el cerebro bajando por el pecho y se inserta en el área del estómago hasta llegar al colon transverso. Cuando el nervio vago se inflama por causa de problemas intestinales se produce la "ansiedad". La ansiedad es un problema gástrico no es problema de la mente.

Cuando esta "quemazón" pasa a la circulación sanguínea, el oxígeno en la sangre se va "mermando" "evaporando" y este oxígeno que debería llegar a la célula para su respiración y funcionamiento cada vez es menos, y esta condición llega a obligar a las células a convertirse en células cancerosas para su supervivencia. Aquí llegamos al mismo punto de la falta de agua en el terreno extracelular que es la causa de todas las enfermedades.

La fiebre o fuego intestinal es peligroso si no se le atiende de manera correcta. El Metodo D'Frederick es lo más efectivo y rápido para "apagar" ese fuego con agua.

El líquido cefalorraquídeo que corre por la columna vertebral es donde flota la médula espinal también se calienta con la fiebre intestinal, se acidifica, y esto llega hasta las neuronas del

cerebro, que puede ocasionar: meningitis, esclerosis múltiple, migrañas etc. La meningitis es la inflamación de las meninges del cerebro, y puede dejar daño cerebral irreversible, porque llega a "quemar" las neuronas, provocando hasta la muerte.

A nivel sanguíneo el fuego intestinal puede llegar a provocar "grumos" o "coágulos" de sangre por la falta de agua, el plasma de la sangre se hace más "espeso" produciendo grumos o coágulos. Si estos coágulos tapan algún vaso sanguíneo a nivel cerebral va a ocurrir una embolia, si es a nivel corazon va a producir un infarto, si es a nivel pulmonar puede ocasionar un paro respiratorio, si llega a los riñones pues sera una falla renal, etc. Así es como el fuego intestinal afecta a todos los sistemas, órganos y glándulas, llegando a producir hasta la muerte de no tratarse con agua a tiempo. Porque "ninguna" de estas condiciones o enfermedades se pueden evitar ni mucho menos curar con fármacos, esto es falta de agua o deshidratación en el cuerpo y al agua no se le puede "sustituir" con químicos industriales, más que únicamente con AGUA! Mi método que puede enviar agua vía rectal, desocupa el colon primeramente de las heces fecales que estas vienen siendo la "estopa" que mantienen el fuego encendido, el agua va apagando el "fuego" de forma inmediata en cuanto las heces fecales empiezan a salir del cuerpo, además que empieza a "hidratar" el resto del organismo debido a la "abundancia" del agua natural, que nunca antes en la vida del paciente había llegado tanta agua al intestino, el cuerpo "aprovecha" esa abundancia de agua y se hidrata, dando vida, devolviéndole energía natural, relajando el sistema nervioso, porque cuando falta agua en el cuerpo el sistema nervioso autónomo se pone "excitado" en "emergencia" tratando de cumplir su función produciendo más hormonas de "estrés" como son el cortisol, la adrenalina, la noradrenalina, la insulina etc. provocando otras condiciones como el sobrepeso, la diabetes, alta presión etc.

Así es como se van produciendo las enfermedades debido a la falta de agua. Una vez que el área intestinal queda limpia despejada de materia fecal, entonces es cuando empieza la verdadera desintoxicación de los demás órganos, glándulas y sistemas. Con el método D'Frederick, que es una terapia avanzada de desintoxicación, podemos llegar al terreno extracelular que es donde las células habitan, y limpiar, renovar el agua del terreno por agua limpia, fresca, para que la energía vital, o bioenergía aumente de manera natural porque la célula ya está recibiendo sus nutrientes, el oxígeno, que la mantienen saludable. Mientras el "ambiente" donde viven las células se mantenga limpio de toxinas, de ácidos, esté bien hidratado, todos los demás sistemas empezando por el sistema nervioso, el sistema inmune, el sistema hormonal etc. van a estar tranquilos y sanos. "LA SALUD DEPENDE DE LA HIGIENE DEL TERRENO EXTRACELULAR".

Esta es una ley natural de todo cuerpo humano, sin excepción, a todo mundo se le ensucia, se le atasca el colon en algún momento de nuestra vida.

LOS FLUIDOS DEL CUERPO

Los fluidos corporales es toda aquella sustancia líquida, semi líquida, o gaseosa que son producidas por el organismo para distintas funciones como la de protegernos de bacterias o virus del exterior.

La flema o mucosidad: es un fluido viscoso muy elástico y transparente que se produce en las células mucosas y sirve para proteger las vías respiratorias atrapando partículas de polvo, polen bacterias, etc. antes de que entren a las vías respiratorias. Este moco nasal se está produciendo constantemente como un mecanismo de defensa de nuestro organismo, primero porque impide que los tejidos se "sequen" y se provoque un problema aún más crónico.

El moco se compone de un péptido glucosilado activado por proteínas de kinasa ricos en mirastina-alanina, que provocan la unión de la musina con el plasma. El moco cambia según la temperatura, principalmente con la temperatura fría. Todo el sistema digestivo produce mucosidades para su protección y lubricación de las vías digestivas, desde la boca, esofago, estomago, intestino delgado y colon. La producción de mucosidad es normal, cumple muchas funciones en la salud; protege los tejidos de los pulmones, garganta, senos paranasales, evitando que se resequen. También nos protege de las bacterias y alérgenos como el polen evitando que se introduzcan en el organismo y causan enfermedades. El moco contiene anticuerpos y enzimas para matar o neutralizar microorganismos peligrosos para la salud.

El cuerpo puede producir hasta 1.5 litros de mucosidad por día, aun cuando estamos en perfecto estado de salud. Cuando el moco es invadido por alergenos produce una sustancia llamada Histamina. La histamina aumenta la inflamación en el tejido nasal para la producción de moco más líquido, esto permite que la nariz "escurra", estornude, sienta comezón, porque está tratando de "atrapar" para "expulsar" los alérgenos que no entren hasta los pulmones. El uso de descongestionantes farmacológicos trabajan a nivel de los vasos sanguíneos obligándolos a "cerrarse" para que no haya más escurrimiento, restringiendo así la producción de moco en esa área. Con el uso excesivo de descongestionantes las mucosas se resecan elevando la presión arterial y provocando más inflamación y congestión de las mismas. Las personas que padecen diabetes, presión arterial alta, glaucoma, problemas de tiroides, deben de tener mucho cuidado con el uso de descongestionantes farmacológicos, ya que puede tener efectos secundarios de cuidado.

El escurrimiento de moco o flema por la nariz, no es más que el "esfuerzo" natural del cuerpo de deshacerse de cuerpos extraños, para lo cual necesita "vía libre," no tratar de suprimir porque las consecuencias no se hacen esperar. Es mucho más sano hacerse lavados de agua con sal vía nasal, para ayudar a expulsar los alérgenos o bacterias, así como también ayudará a bajar la inflamación de manera natural y sin efectos secundarios.

Otros de los fluidos muy importantes son:

La bilis
Lagrimas
Orina
Sangre
Liquido seminal
Sudor
Secrecion vaginal
Cebo entre otros.

Todos los fluidos del cuerpo, tienen como base en su composición el elemento AGUA.

Sin agua el organismo va "mermando" la producción de muchos de sus fluidos, principalmente en la sangre, lo que provoca la subida de la presión arterial. A nivel cerebral también se producen muchas de las hormonas vitales para el funcionamiento del organismo, que igual dependen del agua. A nivel de los riñones, si les falta el agua se van "tapando" puesto que los fluidos que son filtrados por los riñones deben de estar totalmente líquidos para poder pasar por las nefronas y vasos sanguíneos tan finos como un cabello. El hígado que es un órgano y glándula a la vez que tiene un trabajo de más de 500 funciones, el uso del agua natural es "indispensable" para poder sacar todos los desperdicios que produce a través de la sangre.

En el colon es indispensable tener una mucosidad sana para que la flora intestinal pueda reproducirse sin ningún problema. La mucosidad en el colon tiene muchas funciones: protege las paredes del intestino, atrapa bacterias, virus, ayuda al buen funcionamiento del sistema inmunológico que se produce hasta en un 85% en el colon, ayuda a "lubricar" las heces fecales para que estas se deslizan a la hora de la evacuación, y también ayudan a mantener la humedad, así como el PH correcto dentro del colon.

Como nos podemos dar cuenta nuestro cuerpo es toda una "Computadora líquida" sofisticada e inteligente y con una programación perfecta, y debemos de cuidar siempre que nuestro cuerpo no se "deshidrate" porque es la causa primaria de todos los síntomas del organismo.

LA IMPORTANCIA DE LAS ENZIMAS

Muy poco se sabe hoy en día de la gran importancia de las enzimas para la salud.

La naturaleza nos ha dotado de un potencial enzimático natural que hacen que el metabolismo trabaje correctamente. Para todo proceso biológico y mecánico se requieren diferentes clases de enzimas. Ningún proceso se llevaría a cabo en nuestro cuerpo si faltaran las enzimas.

Simplemente no podríamos mantenernos vivos sin la presencia de ellas. Las enzimas desempeñan diferentes funciones:

1. Las enzimas son indispensables para que se produzca la digestión de los alimentos.
2. Son catalizadoras que hacen que todo funcione en el cuerpo.
3. Son necesarias para que las vitaminas y minerales se absorben.
4. Actúan en todos y cada uno de los diferentes órganos y glándulas del cuerpo.
5. Son necesarias para toda reacción química que tiene lugar en el organismo.

Cuando existe deficiencia de enzimas en el estómago, los alimentos no se digieren completamente, dando lugar a que el estómago se sobrecargue, esto puede provocar una indigestión, malestar estomacal, alergia a los alimentos, etc.

Además si los alimentos se pasan mal digeridos en moléculas grandes pasan a la sangre ahí se compromete al sistema inmunológico obligando al organismo a sacar enzimas de los glóbulos blancos para sintetizar estas moléculas, debilitando aún más las defensas naturales, para luego decir que se trata de una enfermedad "autoinmune", cuando en realidad no es así, el sistema inmunológico "sufre" ese robo de enzimas porque no hay más quien salve la situación.

Las enzimas también son las principales protagonistas en la producción de energía en nuestro cuerpo. Las enzimas empiezan a faltar cuando falta agua en el cuerpo. A medida que envejecemos el cuerpo necesita más agua para poder producirlas. También necesitamos nutrir el cuerpo con alimentos vivos naturales, y por supuesto el ejercicio físico también es necesario que entre más edad tengamos más debemos movernos.

Aunque no hay edad para empezar a perderlas, puede ser a cualquier edad, principalmente por la deshidratación se pierden muchas de las enzimas que el cuerpo produce de manera natural.

Las enzimas son proteínas muy complejas que ayudan al desarrollo de las funciones vitales en las células, Cuando un alimento no se digiere, no se absorbe y no se elimina de manera correcta, es por falta de enzimas digestivas, pancreáticas y hepáticas. Pero no es la solución tomar enzimas en cápsulas, porque no se está tratando el problema de raíz. Las enzimas naturales se van dejando de producir por la falta de agua y de buena nutrición en el cuerpo. Cuando el cuerpo tiene suficiente agua y nutrientes en la célula se producen enzimas de manera automática y sin más problemas, no hará falta ningún suplemento alimenticio.

BACTERIA HELICOBACTER PYLORI

La bacteria Helicobacter pylori, es una bacteria anaeróbica, o sea que vive "sin oxígeno", más bien requiere de un terreno "ácido" porque ella misma produce ácidos como el amoniaco.

En la década de los 80's se descubrió la presencia de esta bacteria en la mucosa del estómago, relacionándola con los problemas de ulceras, gastritis, inflamaciones a nivel del estomago, cancer de estomago. Gracias a esta bacteria la medicina convencional ha encontrado un "culpable" de todas esas afecciones de las cuales no tienen idea de cómo curarlas, solamente se dedican a recetar diferentes tipos de antibióticos químicos, empeorando la situación del paciente.

En naturopatia aprendemos que el cuerpo humano alberga hasta 5 libras de diferentes familias de bacterias y hongos. Ellos forman parte de la flora intestinal, estomacal etc. La H. pylori forma parte de la flora estomacal. Radica en la Mucosa que reviste o protege el estómago por dentro de los mismos ácidos estomacales que deshacen los alimentos sólidos.

Esta bacteria desempeña un trabajo junto con hormonas del hígado para regular la sensación de hambre y saciedad a la hora de comer, o sea que en su justo equilibrio en la mucosa estomacal es una "bacteria necesaria", así como lo son muchas otras bacterias que nos ayudan con los procesos químicos naturales del organismo. Lo que hace la medicina alópata es tratar de "erradicarla" desaparecer" con antibióticos fuertes, los cuales vienen siendo contraproducentes, y el paciente empeora cada vez más y puede llegar al cáncer de estómago.

Mi explicación es la siguiente: Para que esta bacteria H pylori nos "haga daño" debe salirse de control, o sea que debe reproducirse mucho más rápido y en mayor número de lo necesario en la mucosa estomacal. El hígado junto con el páncreas producen un bicarbonato de sodio natural que es el que sirve de "base" para neutralizar los ácidos del estómago que van a deshacer los alimentos y la mucosa estomacal para que estos no la "quemen" y se pueda perforar. Gracias a este bicarbonato de sodio se mantiene un ph correcto en el estómago. Ahora bien, aquí vamos a ver cual es la "causa" de que esta bacteria H. pylori "haga de las suyas", se salga de control.

Cuando el cuerpo se deshidrata, le falta agua a nivel órganos, el páncreas y el hígado no pueden fabricar ese bicarbonato "protector" de las paredes del estomago, entonces los acidos del estomago que son "indispensables" para una buena digestión de los alimentos, no tienen quien los neutralice, convirtiéndose las mucosas del estomago tambien ácidas y es cuando el ambiente químico de la mucosa se convierte mucho más ácido en donde la bacteria se puede expandir y reproducir más rápido porque la acidez es su terreno "favorito".

Este bicarbonato de sodio es producido cada vez que el estómago tiene que "digerir" alimentos, o sea son varias veces al día, que estos órganos o glándulas tienen que disponer de suficiente "agua" natural para hacer su función. Entonces ya nos dimos cuenta de que la bacteria H pylori "no es la culpable" de esos padecimientos, sino más bien es "LA DESHIDRATACIÓN".

Con el Método D'Frederick miles de pacientes se han "curado" a veces en una semana de tratamiento dependiendo de la cronicidad, pero todos se han curado de la H pylori. Mi metodo no la "erradica" no debemos, es parte de la flora estomacal, pero si con ponerle agua al cuerpo inmediatamente el hígado y el páncreas comienzan a producir el bicarbonato de sodio natural, el ph del estómago se regulariza y el problema se termina, aunque la bacteria sigue viviendo en la mucosa del estómago, en donde ha estado siempre!. Aquí vemos otra vez la importancia de mantener nuestro cuerpo bien hidratado, para que los organos y glandulas puedan cumplir con su trabajo.

A mi consultorio han venido doctores especialistas como el gastroenterólogo, cardiologo, urologo, neurologo etc. a curarse de la H pylori!

Las alergias son una condición muy común hoy en día, alergia al polen, polvo, animales etc. que han generado toda una industria de fármacos, vacunas, cremas etc. sin ningún resultado. A mi consulta han llegado un gran número de personas con alergia a diferentes agentes externos, personas que han sido tratados por el alergólogo incluso por años y no han podido controlarlas ni mucho menos curarlas completamente.

Mi experiencia y sentido común puedo decir que cuando al cuerpo le falta agua internamente, los ácidos metabólicos en el terreno extracelular tienden a salir por la piel o por vías respiratorias ya que el cuerpo está tratando de "deshacerse" de esos ácidos en un intento de proteger a la célula de no terminar ahogada o quemada por ellos. Una "alergia" jamás se podrá tratar desde fuera o externamente, porque su causa viene desde el interior atravesando las capas de la piel. Igual como en el caso anterior los ácidos quemen las mucosas paranasales, irritando todo lo que está conectado a ellas, causando dolor e irritando los senos paranasales.

Las alergias se pueden manifestar por diferentes órganos o sistemas como son la piel, vías respiratorias, sistema digestivo, sistema nervioso etc. Para cualquier caso se debe de empezar por la limpieza del colon para sacar toda clase de toxinas, parásitos y materia fecal retenida por años que está causando fermentación la cual se convierte en fluidos ácidos que están pasando a la sangre y por consiguiente estos llegan a todos los órganos, glándulas y tejidos en general.

En segundo lugar una vez desocupado el colon cuando quede perfectamente libre de toxinas se pasa a hidratar el cuerpo, para que la sangre se purifique, se oxigene, se alcalinice de manera natural, y todos esos ácidos que ya habían llegado hasta la piel se diluyen en agua y puedan ser "expulsados" por cualquier vía de eliminación que el cuerpo decida. Pueden ser los riñones, pulmones, colon, piel etc. según el caso. Este proceso de hidratación debe ir apoyado por las hierbas adecuadas, homeopatía y nutrición correcta. Esto es lo que el Método D'Frederick hace, trata de resolverle al cuerpo todas sus "deficiencias" a cualquier nivel en base a la medicina natural. Una vez que el "terreno" está listo es cuando se deben aplicar las demás terapias, según sea el caso. Estos son los pasos correctos a seguir para lograr la "auto curación" en el cuerpo. Sin agua suficiente el cuerpo no podrá combatir absolutamente nada, no se puede defender. Entendamos que el agua aplicada por medio de la Hidroterapia Avanzada en el cuerpo es la BASE para mantener la VIDA a nivel celular.

El Método D'Frederick aplica igual para las siguientes condiciones:

Alergias (todas)
Asma
Problema de hongos en la piel, unas.

Sinusitis

Migranas

Vertigo

Culebrilla o Shingles

Irritación de los ojos

Confusion mental

Piel reseca

Caida de cabello

Acne

Piel manchada

Unas quebradizas

Prob. renales

Prob. de hígado graso

Gastritis

Hernia de hiato

Hemorroides

Prob. circulatorios

Alta presion

Etc. etc.

ACIDEZ O REFLUJO ÁCIDO

La acidez o reflujo ácido se presenta cuando no hay suficiente ácido clorhídrico en el estómago. Para que la digestión de los alimentos se lleve a cabo de manera correcta, el estómago debe contar con la suficiente cantidad de ácido clorhídrico producido por el mismo organismo, ya que es vital para la descomposición de los alimentos en moléculas más pequeñas para su absorción en el intestino delgado. Este problema de acidez o reflujo ácido se presenta cuando la válvula del cardias que se encuentra al final del tubo esofágico y donde empieza el estómago, permanece abierta, los jugos gástricos tienden a subir por el esofago, produciendo una sensacion de "quemazon" y dolor, afectando hasta la garganta. Esta condición viene a raíz de tener malos hábitos de alimentación, con la obesidad, es más frecuente en personas con estas condiciones de salud. Lo más común es tomar "antiácidos".... Pero es lo peor que se puede hacer, porque los antiácidos como la palabra lo dice solo disminuyen la potencia de los jugos gástricos principalmente el ácido clorhídrico afectando mucho más la digestión. Y no solamente los antiácidos interfieren en la digestión, sino que afectan hasta el intestino delgado destruyendo la absorción de nutrientes. Entonces aquí ya estamos frente a un "error" para tratar la acidez.

Ahora voy a explicar cómo se debe corregir este padecimiento de manera natural.

Los jugos gástricos son ácidos muy potentes y corrosivos, lo suficiente como para deshacer todo lo que caiga al estómago, entonces el cuerpo con su infinita inteligencia produce un neutralizador natural mediante el pancreas, el higado y rinones que se llama Bicarbonato de Sodio para que no se "quemen" las paredes del estomago, mucosas, esofago e intestinos, asi de esa manera el organismo nos protege los órganos implicados. Entonces cuando el cuerpo se está deshidratando o se le va acabando el agua en la sangre, estas glándulas y órganos productoras del bicarbonato de sodio natural, van dejando de producirlo, dejando al estómago expuesto a los efectos corrosivos de sus propios jugos digestivos! Mucha gente lo que hace es ponerse a tomar el bicarbonato de sodio en polvo comercial y obtienen un alivio "momentáneo", porque los jugos estomacales van a seguir produciendo cada vez que sea hora de comer. Entonces tomar antiácidos o bicarbonato de sodio para aliviar la acidez no es la solución. Lo que el cuerpo necesita es la hidratación por medio de la hidroterapia avanzada, para que el cuerpo produzca su propio bicarbonato que es el que "neutraliza" los jugos gástricos y protege así las paredes del estómago de manera natural y el problema de la acidez desaparece inmediatamente. Por medio de la hidratación del cuerpo no solamente se le está ayudando al sistema digestivo, sino también a los riñones que les toca filtrar todos los ácidos del metabolismo, el cuerpo necesita el agua para que puedan sacar todos los ácidos venenosos y toxinas que vienen de todo el organismo.

Conclusión: La solución natural e inmediata para la acidez o reflujo ácido así como la gastritis es la Hidratación del cuerpo por medio de la hidroterapia avanzada. (La efectividad de este método ha sido comprobada en miles de pacientes a través de mi práctica).

ARRITMIA CARDIACA O TAQUICARDIA

La arritmia cardiaca o taquicardia es una condición cuando el corazón late de forma irregular, con episodios muy acelerados y después muy lentos. Una arritmia cardiaca puede llegar a ser mortal. La medicina convencional lo que hace es recetar algún betabloqueador o un bloqueador de los canales de calcio para evitar que el movimiento sistólico del corazón se reduzca! Esto no tiene sentido ya que lo que está fallando es el sistema eléctrico del cuerpo, es como si fuera un "cortocircuito" que afecta el funcionamiento del corazón.

Lo primero que tenemos que investigar en el paciente con arritmia o taquicardia es en el área del colon descendente, la parte del colon que baja por el lado izquierdo de nuestro cuerpo y termina en el recto. En esta área del colon descendente se encuentran las terminaciones nerviosas o la ramificación del nervio Neumogástrico también llamado "nervio vago", que se conecta directamente con el corazón. Debido a la acidez que se encuentra en esa área cuando el colon está sucio con fermentación de heces fecales y parásitos, estas terminaciones nerviosas se llegan a inflamar o irritar reflejando por medio de impulsos nerviosos al corazón el cual empieza a recibir esos impulsos que alteran su "ritmo cardiaco". Esto no significa que el corazón esté fallando, solamente es porque está recibiendo esos impulsos eléctricos "reflejos" por medio del nervio vago que se encuentra en esa área del colon. La falta de agua en el cuerpo o deshidratación afecta directamente a la transmisión de energía eléctrica. Los minerales (calcio, magnesio, potasio etc,) son los componentes principales de todos los fluidos del cuerpo, son muy importantes para la función del sistema nervioso también son indispensables para la regulación del tono muscular, como lo es el músculo del corazón. Por esta razón los minerales "dependen" del agua del cuerpo para cumplir su función.

Hasta el dia de hoy, todos mis pacientes que han llegado con esta condición de arritmia o taquicardia, incluso varios de ellos que ya han sufrido infartos y han sobrevivido ha sido únicamente por falta de agua en el cuerpo y la falta de limpieza en el colon.

La hidroterapia avanzada con el Método D'Frederick, es la única manera de Hidratar la sangre de manera natural y segura ya que la sangre es la que transporta esos minerales hasta su destino final que son las células. Si la sangre está deshidratada estará más "espesa", será mucho más difícil que esos minerales se transporten y que se absorban en el interior de cada célula. Mi conclusión final acerca de la arritmia cardiaca: su causa es primeramente la DESHIDRATACIÓN (falta de agua) y el COLON IRRITADO por falta de limpieza con agua natural a través de la hidroterapia avanzada, y no es problema precisamente del corazón, es un "reflejo" de impulsos eléctricos que viajan a través del nervio vago que viene desde el área del colon descendente y llega al corazón debido a la irritación en la mucosa de las paredes del colon y la falta de agua en el mismo. La solución perfecta y natural para este padecimiento es la limpieza del colon y la hidratación con el Método D'Frederick, sin necesidad de medicina para el corazón.

ATAQUES DE ANSIEDAD Y PÁNICO

Esta condición de los ataques de ansiedad o de pánico, no es más que la confusión mental o el miedo de no saber lo que sentimos y porqué lo sentimos. Normalmente no lo podemos relacionar con ninguna enfermedad ya conocida, y la medicina convencional lo trata como problema mental, medicando al paciente con ansiolíticos, antidepresivos o calmantes según sea el caso, y esto es lo más erróneo que se puede hacer al respecto.

Primero tengo que explicar que el cuerpo humano tiene mucho más de los cinco sentidos ya conocidos: el olfato, la vista, el gusto, tacto y el oído. Estos cinco sentidos nos sirven para "percibir" la información del mundo exterior. La neurociencia todavía está tratando de investigar qué es "eso" que se "siente" que no se puede ver ni tocar. Eso que te hace sentir que te mueres y no corresponde a ninguna enfermedad, o no se puede relacionar a ningún órgano interno en específico. Hasta el dia de hoy la ciencia reconoce que el cuerpo tiene por lo menos 26 sentidos, tales como:

La Interocepción: Es la capacidad del cuerpo de percibir el nivel de líquidos internamente en el cuerpo.

Termocepción: Es la capacidad de percibir la temperatura interna del cuerpo.

Kinestesia: La capacidad de percibir el movimiento del cuerpo aun sin verlo ni tocarlo.

Propiocepción: Es la capacidad de percibir nuestro cuerpo, nuestras extremidades, huesos, músculos internos, y la sangre.

Sinestesia: Es la capacidad de asociar un sentido con otro a la vez. Por ejemplo podemos asociar un color con un aroma de perfume, o un color con una pieza musical, un sabor con una textura o forma, etc. Y así hay muchas más prestaciones que nos muestran la interrelación y la comunicación entre los sentidos, siendo esto una capacidad normal del organismo. Mientras que la medicina convencional considera estas capacidades como "desorden perceptivo", la Neurociencia ha encontrado como "asombrosas" las capacidades del cuerpo de sentir dolor, y el equilibrio del cuerpo. Siendo que estas capacidades son ilimitadas por el hecho de pertenecer a la parte energética del cuerpo. La ciencia tiene la convicción de que somos un cuerpo con energía, cuando somos todo lo contrario, somos pura energía en un cuerpo físico.

Volviendo al tema de la ansiedad y los ataques de pánico, les explico que sus causas están en el intestino grueso o colon!

El sistema nervioso autónomo cuenta con un nervio que sale desde el cerebro y se ramifica a muchos órganos como el corazón, los pulmones, el estómago, el hígado etc. y llega ramificando a lo largo del colon atravesando sus paredes y llegando hasta la mucosa del colon, que es la parte interna o la cavidad del colon donde se van juntando o quedando atrapadas las heces fecales. Este nervio se le conoce como nervio Neumogástrico, es un nervio que transmite impulsos eléctricos para que los órganos funcionen.

Cuando el colon está sucio, impactado con heces fecales viejas y fermentadas, esa fermentación que es ácida "irrita" las terminaciones nerviosas del nervio neumogástrico, reaccionando este con impulsos eléctricos de forma descontrolada. Esto afecta a la parte del diafragma que es el músculo que eleva a los pulmones para efectuar cada respiración. Cuando este nervio está irritado e inflamado por causa de la fermentación de la suciedad de materia fecal en el colon, entonces reacciona y la persona siente que le "falta el aire", el corazón pierde su ritmo y comienza con palpitaciones aceleradas, estas sensaciones se traducen a "miedo a morir" y eso aumenta el estrés y la condición se hace crónica.

El Método D'Frederick logra limpiar esa fermentación en el colon y además logra bajar la irritación e inflamación de las terminaciones nerviosas del nervio dentro del colon. La hidratación por medio de este método es indispensable para que el sistema nervioso recupere el ritmo de sus impulsos nerviosos normales y el problema de la ansiedad o ataques de pánico desaparecen de forma inmediata! Entonces la conclusión es: la ansiedad es un problema nervioso con ORIGEN en el sistema digestivo por falta de limpieza en el intestino grueso o colon.

Aquí una prueba más de que nuestro cuerpo está interconectado lo físico con la energía, y que los dos aspectos deben estar en sintonía para un funcionamiento correcto.

ARTRITIS

La artritis es una condición casi "segura" de padecer en la mayoría de las personas mayores de 50 años. Existen más de cien tipos de artritis, aunque la causa principal es la misma en todos los casos. La medicina convencional dice que la artritis es un proceso inflamatorio en el cual sale culpable el sistema inmunológico atacando a las coyunturas, provocando dolor, hinchazón, hasta llegar a invalidar los miembros superiores e inferiores del cuerpo.

Mi experiencia en tantos casos con mis pacientes me indica que: Cuando el cuerpo tiene demasiado ácido como el ácido úrico, ácido láctico, ya sea por la mala dieta, por la vida sedentaria, por el colon sucio etc. el cuerpo trata de defenderse acumulando el exceso de ácidos en las coyunturas, y en un intento de restaurar el sistema inmunológico "causa" el proceso inflamatorio ya que es un proceso "necesario" para la autocuración. Sin embargo, cuando el ácido está llegando en "exceso" a la sangre, el sistema inmune "ya no puede", no es suficiente para terminar su trabajo, permaneciendo el proceso inflamatorio, lo que provoca dolor, enrojecimiento e hinchazón.

Conclusión: Aquí cabe mencionar que la edad si tiene que ver en esta enfermedad, debido a que las personas que la padecen nunca se han dado un mantenimiento interno con la hidroterapia avanzada, entonces les toma todo los años de su vida en "estado de acidez" para que el cuerpo lo empiece a acumular en las coyunturas, principalmente por la falta de agua en el cuerpo. Todas las personas mayores de 50 años es muy probable que ya sufren de una deshidratación crónica, sin lugar a equivocarme. Por eso la piel se reseca, salen las arrugas, la piel se va oscureciendo con la edad por la falta de oxígeno en la sangre, además si le falta oxígeno a la sangre lo más probable que la persona sufra de anemia también, el cuerpo se va haciendo torpe en sus movimientos porque la falta de agua en el tejido conectivo se va "secando" y comienza a producir demasiado colágeno en exceso endureciendo los tejidos, músculos y coyunturas. El tejido conectivo para mantenerse sano necesita un aporte del 80% de agua y movimiento o ejercicio físico. Esto es lo que las personas de la tercera edad van perdiendo por eso son las más propensas a padecer cualquier tipo de artritis, porque el origen o la causa será siempre la misma: Deshidratación!!

La solución para la prevención así como para la recuperación de esta enfermedad es EL MANTENIMIENTO INTERNO (LIMPIEZA) A BASE DE AGUA NATURAL, de ahí ya se determina el tratamiento natural "tomado" en base a hierbas, homeopatía, suplementos, vitaminas, minerales, aminoácidos, nutrición etc. combinado todo a la vez al cuerpo no le queda más que "responder" a su naturaleza de la autocuración y auto restauración interna, devolviendonos la "salud" que estaba "oculta" debajo de los ácidos, radicales libres, toxinas, parásitos, flemas, fermentación, fibromas, inflamaciones, tumores, etc. porque ese proceso de "autocuración" nunca se pierde, la salud no se termina nunca, mientras estamos vivos siempre el cuerpo "acepta" la Limpieza natural con agua, siendo esta la única manera de que el mismo cuerpo pueda "recuperar" sus funciones naturales de autocuración, solo tenemos que darle las herramientas necesarias para que se active ese poder "curativo" de manera natural. Esta es la inteligencia del cuerpo que no podemos ni debemos "negar" de que se puede restaurar a sí mismo, con los mismos elementos del cual está hecho: Agua, nutrientes, oxígeno y energía.

Toda enfermedad adquirida se puede sanar al 100% haciendo los cambios necesarios en el estilo de vida y dándole el mantenimiento interno al cuerpo, antes de que llegue al daño celular, donde ya es un daño "irreversible", aun en esta etapa con el mantenimiento interno el cuerpo obtiene muchos beneficios, porque aún quedan muchos organos y glandulas "por salvar" de la enfermedad. Por eso "nunca es tarde" para hacerlo no importa la edad, siempre el cuerpo se lo agradecerá.

ANGINA DE PECHO

La angina de pecho se presenta como un dolor de opresión en el pecho, que puede irradiar hacia el hombro, quijada, cuello, brazo izquierdo, debido a que el corazón no recibe oxígeno por un periodo de tiempo. Esto puede ser provocado por un esfuerzo físico extremo, exceso de bebidas alcohólicas, de alimentos, estrés emocional, fumar, etc.

En esta condición las arterias que suplen la sangre al corazón están demasiado estrechas debido a la inflamacion y la acumulacion del colesterol. También el hecho de tener "libras" de materia fecal en el colon puede provocar estos síntomas, porque el mismo colon puede presionar la parte alta del estómago y el corazón, impidiéndole bombear la sangre de manera correcta. Algo parecido pasa con la gastritis crónica, que afecta al funcionamiento del ritmo cardiaco, y no olvidemos que la deshidratación estará presente en primer lugar. Normalmente en la medicina convencional esto se diagnostica como "falla cardiaca", optando por arreglarla con marcapasos, cirugía, o trasplante de corazón.

Las arterias cuando están demasiado estrechas debido a la inflamacion y la acumulacion de colesterol viene siendo un proceso natural del cuerpo que indica que "esa" parte esta en reparacion. Las arterias son las encargadas de llevar la sangre limpia y oxigenada a todos los rincones del cuerpo. Son de material muy elástico que se pueden agrandar cuando se llenan de sangre, volviendo a su tamaño normal sin ningún problema. Cuando la sangre contiene "ácidos" provenientes del metabolismo, o de alimentos, a través del tiempo esa acidez va desgarrando las paredes internas de las arterias, las va debilitando hasta que empiezan a romperse internamente, el cuerpo en un intento natural de autocuración, lo que hace es mandar un tipo de "pegamento" para evitar que se sigan desgarrando y un rompimiento de la misma porque sería mortal. Ese pegamento se llama "colesterol", que va y se "pega" en las paredes de las arterias para evitar que se sigan rompiendo. Ese proceso provoca que la arteria se "inflame", esta es la señal que está en proceso de reparación. Entonces el colesterol no es ninguna "enfermedad", es una alerta que nos dice que la acidez en la sangre es demasiado alta. Cuando la persona toma fármacos para "bajar" el colesterol de las arterias, están exponiendola al "rompimiento", causando posiblemente la muerte.

Aquí debemos de fijarnos que el origen del problema no está en las arterias, sino en la sangre ácida. Para esto lo primero que debemos de bajar es la acidez de la sangre, suministrando agua al cuerpo, cambiando la alimentación, haciendo ejercicio físico, bajar de peso o adelgazar, etc. solamente así podemos quitar esa "amenaza" a las arterias, se limpian, porque una vez la sangre recupera su PH normal con la hidratación la inflamación comienza a desaparecer, el colesterol se elimina por los riñones y todo puede volver a la normalidad. Esta es la explicación más sencilla que puedo dar, sin entrar en lenguaje médico-científico, porque mi intención es que cualquier persona de cualquier edad pueda entender cómo funciona nuestro maravilloso cuerpo internamente.

Conclusión: El colesterol como enfermedad "no existe", es una condición natural de defensa en donde el cuerpo lo usa para su protección y reparación de las arterias. La medicina natural cuenta con muchas herramientas para prevenir y resolver este problema de salud, con la ayuda de un profesional porque no estoy diciendo que se puede "autorecetar" porque aun cuando es natural no significa que no debe haber un conocimiento de base. Igualmente aquí vemos la participación innegable e indispensable del AGUA, por medio de la Hidroterapia Avanzada.

DEPRESION POSTPARTO

La depresión posparto (PPD) postpartum depression. Es una condición que sufren muchas mujeres después de dar a luz. Los síntomas más comunes son:

Insomnio
Irritabilidad intensa
Cansancio extremo
Depresion
Ansiedad
Trastorno bipolar
Descontrol hormonal
Etc. etc.

Para empezar la medicina convencional dice que la PPD sus causas son "desconocidas", la quieren "controlar" con antidepresivos, ansiolíticos, tratamiento de hormonas sintéticas, o pastillas para dormir.

Haber, aquí estamos hablando de un suceso natural que es el de "dar a luz" a un ser humano. Obviamente no es cualquier cosa! Pero si la madre empezó un embarazo con deficiencias nutricionales, con deshidratación, y si a eso le agregamos que algunas de ellas toman alcohol o drogas?... Entonces todos esos síntomas arriba mencionados significan que el cuerpo está requiriendo primeramente de Agua!! Porque el insomnio significa que el cerebro ya no te deja dormir porque el sistema nervioso le está indicando que no hay suficiente agua para hacer sus funciones normales de desintoxicación durante la noche, entonces el cerebro reacciona y decide no dejarte dormir porque puede ocurrir que se presente una acidosis metabólica, que te puede matar estando dormida! El insomnio es un mecanismo de protección que el cuerpo está haciendo para preservar tu vida, eso te esta diciendo que necesita AGUA!! Con la hidroterapia avanzada se resuelve el insomnio.

Irritabilidad extrema: Obviamente una persona que no puede dormir bien no se siente bien, porque en primer lugar el sistema nervioso simpático que es el sistema del estrés, queda "alterado", y nadie se puede sentir en paz ni feliz así.

Cansancio extremo o agotamiento: Esto significa que la sangre tiene muy poco oxígeno, porque no está recibiendo suficiente agua, y un cuerpo sin oxígeno se va cansando, el agua es la única que lleva el oxígeno a la sangre, aunque la respiracion tambien pero nunca es suficiente, porque de ser así nunca necesitariamos tomar agua! Bastaría con respirar bien y ya, pero no es así.

Descontrol hormonal: Esta condición viene a ser la misma causa, la deshidratación, más la desnutrición, el estrés etc. Todas estas condiciones así como la ansiedad, depresión y bipolaridad la causa es la misma, deficiencia de agua, de nutrientes, más aún cuando se ha dado a luz, el cuerpo queda con un "vacío" en todos los aspectos cuando no se ha preparado debidamente desde antes del embarazo. Quedan muchas deficiencias a nivel celular, que al no ser atendidas debidamente se convierten en enfermedades "mentales" según la medicina convencional que no entiende cómo funciona la naturaleza del organismo. Cuando la mujer prepara su cuerpo con un buen mantenimiento interno a base de agua, nutrición y ejercicio, el parto no tiene porqué ser tan "desastroso".

El cuerpo humano es como un carro, si vas a hacer un viaje muy largo, tienes que revisarle el aceite que este nuevo, que tenga todos los niveles de líquidos en su medida, tienes que revisar la condición de las llantas, las luces etc. etc. para que te aguante el viaje de ida y vuelta, no es así? Claro que no se compara, tu no estas haciendo un viaje largo, estas formando un SER HUMANO!!!! Y para eso tu cuerpo requiere que le des mantenimiento "antes" y "después" para que puedas recuperar todo ese desgaste natural que el bebe te va a hacer en tu cuerpo. El día que la mujer aprenda a "prepararse" para tal acontecimiento maravilloso de ser mamá, esa condición de la depresión postparto desaparecerá como enfermedad mental.

ENFERMEDADES AUTOINMUNES

Típicamente hablando, las enfermedades autoinmunes se consideran aquellas en las cuales el equilibrio del sistema inmunológico está fuera de control, causando más daño que beneficio a nuestra salud. El sistema inmunológico es el sistema de defensa natural del cuerpo contra las infecciones, combatiendo a los micro-organismos infecciosos que llegan al interior de nuestro cuerpo, que pudieran causar daño a nuestros órganos, glándulas etc. Este sistema de defensa es todo un grupo de células y enzimas que en perfecta armonía y organización militar, van formando barreras de contención contra el "intruso", hasta llegar a neutralizarlo y matarlo. Sin embargo, este sistema no puede trabajar por sí solo, para realizar todo este trabajo en equipo, el sistema inmunológico requiere de la "comunicación celular" a través de ciertos químicos tales como los llamadas enzimas, que se encargan de destruir a los intrusos (virus o bacterias), procesarlos en partículas muy pequeñas llamados "péptidos antigénicos". Las células "T" después de reconocer estos antígenos envían señales químicas llamadas citocinas para atraer más linfocitos, alertando a otros linfocitos de la clase "B" para que produzcan "anticuerpos".

Estos anticuerpos van a pasar a la sangre para "buscar" más invasores evitando así su multiplicación. Por último otras células del sistema inmune llamadas "fagocitos" son las encargadas de remover el antígeno (virus) del cuerpo, y así de esta manera el sistema inmune nos protege de enfermedades infecciosas.

Ahora bien, todo este trabajo bien organizado que desempeña el sistema inmune es el trabajo "interno", "local", pero para que ese trabajo se realice a la perfección requiere de la ayuda inminente de otros sistemas como son el sistema nervioso, el sistema sanguíneo, y el sistema hormonal. Recordemos que nuestro cuerpo no tiene ningún órgano o glándula que trabaje de forma "independiente" o "absoluta".

El sistema nervioso, es la red eléctrica de comunicación más sofisticada con la que cuenta nuestro cuerpo. Es el puente entre los sistemas y el cerebro. El cerebro es la "torre de control", el que lleva el mando, recibe toda la información a través de los nervios. Las células más importantes del sistema inmunológico están conectadas con las células de las terminaciones nerviosas que conducen hasta el cerebro, por lo que pueden reconocer a los neurotransmisores, que son las sustancias "mensajeras" que envía el cerebro a través del sistema nervioso hasta las células del sistema inmunológico. Los estudios científicos han confirmado que el 85% de las células del sistema inmunológico se instala en el colon como lo son los linfocitos "B" y "T".

Esta interconección entre los sistemas del organismo lo explica y se entiende a través de la ciencia llamada "Psiconeuroendocrinoinmunología", que trata de estudiar esa interconección natural a nivel hormonal mediante los neurotransmisores, de los sistemas más importantes del cuerpo. Mientras que la medicina convencional se ha topado con pared tratando de resolver los problemas inmunológicos "culpando" al mismo sistema inmune, como si fuera un sistema "independiente" que se puede valer por sí solo! No hay más que conocer el funcionamiento natural del organismo como lo hace la medicina natural y todas esas enfermedades "inmunes" tienen respuesta lógica y por lo tanto su prevención y/o curación. La comunidad "científica" lleva décadas de "investigación" para decir que el sistema inmunológico está integrado por procesos fisiológicos influenciados por el cerebro! Este conocimiento es milenario en la naturopatía...!!!

ENFERMEDADES AUTOINMUNES

Las enfermedades conocidas como autoinmunes, podemos citar: Artritis reumatoidea, lupus, enfermedad celíaca, esclerosis múltiple, cáncer, etc, etc.

Vamos a ver estas enfermedades "autoinmunes" desde el punto de vista naturópata y bajo el Método D'Frederick.

Artritis reumatoidea: Los síntomas "iniciales" mencionan:

Fatiga (falta de energia)
Inflamación en las coyunturas
Endurecimiento en el movimiento de las coyunturas.
Dolor
Inflamacion etc.

El método De Frederick lo explica y resuelve lo anterior con la hidroterapia integral.

Empecemos por el primer síntoma: Fatiga, o cansancio crónico. El cansancio crónico, fatiga o falta de energía en el cuerpo, se debe a que la célula no está recibiendo el aporte de oxígeno diario que necesita para producir energía mediante el metabolismo.

Y esto se debe a 2 razones:

Porque no hay "suficiente" agua en el organismo, por lo tanto la sangre no tiene de donde sacar oxígeno y llevarlo a la célula. Aunque la sangre lleva suficiente oxígeno, pero al "descargarla" en el terreno extracelular de donde la célula la toma, encontrara a la célula rodeada de "acidez", ese oxígeno se evapora, debido a que el ácido "evapora" el oxígeno antes de entrar a la célula, por lo tanto la célula se queda "igual" sin recibir el aporte de oxígeno que necesita para producir la "energía" que necesitamos para funcionar cada día. Las células sin el oxígeno del agua se van muriendo poco a poco.

Otro síntoma de la artritis reumatoide: inflamación. La inflamación en cualquier parte del cuerpo significa, que el organismo está haciendo una "reparación" a nivel celular, en donde está implícito el sistema inmunológico. Si, el sistema inmunológico produce esa inflamación tratando de reparar las "micro-laceraciones" en cualquier parte del cuerpo. Para esas reparaciones el cuerpo necesita en calidad de "urgente" el aporte de agua natural, para que el sistema inmune pueda hacer bien su trabajo y todo vuelva a la normalidad. La inflamación es un mal "necesario", es parecido a quemar la basura para poder limpiar un terreno, y volver a construir. Una vez que se quema lo malo, se necesita el agua para apagar el fuego.

Dolor en las coyunturas: El dolor es una señal que está mandando el sistema nervioso desde el lugar de origen de la reparación hasta el cerebro, para que "active" las sustancias necesarias para la reparación, podríamos mencionar a la sustancia de colágeno que repara los amortiguadores de las coyunturas, así como la piel, la elastina, la fibrina etc.

Gracias al sistema nervioso, el cerebro se puede "dar cuenta" de las necesidades de autocuración en todo el organismo. Aquí podemos mencionar que el dolor y la inflamación van de la mano. El agua tiene el poder curativo de "bajar" la inflamación, por lo tanto también minimiza o quita el dolor.

El endurecimiento de las coyunturas: es debido a la falta de agua y movimiento en el sistema conectivo. Este sistema es el encargado del movimiento y fuerza de todas las partes del organismo. Se encarga de mantener las coyunturas "lubricadas" y en su lugar. Pero el problema es que este tejido conectivo está formado por el 85% de agua! Si al cuerpo le falta agua, el primero que empieza a endurecerse son las fibras del tejido conectivo que son como cuerdas que nos envuelven y nos sostienen todos los órganos, huesos, músculos, cerebro en su lugar. Aquí podemos ver otra vez la importancia de "darle agua" al organismo, con la hidroterapia avanzada del Método D'Frederick.

Igualmente pasa con las otras enfermedades que he mencionado arriba. "Todas" estas enfermedades requieren agua y desintoxicación del organismo antes de cualquier medicina o tratamiento. Ahora, debemos entender que estas enfermedades no aparecen así de un día para otro! Todas son enfermedades crónicas y degenerativas que empezaron hace muchos años o décadas de deshidratación, intoxicación, mala alimentación, y falta de ejercicio! No son más que condiciones que no se han atendido de manera correcta y natural, sino que más bien han sido "empeoradas" con la ingesta de químicos, para aliviar dolor e inflamación, más no es esa la solución, porque hasta el dia de hoy "nadie" se cura con químicos, sea cual sea la enfermedad.

La enfermedad del LUPUS: Los síntomas tempranos de esta enfermedad son:

Fatiga
Fiebre
Pérdida de cabello
Comezon en la piel
Problemas renales
Problemas pulmonares
Coyunturas inflamadas
Resequedad de ojos y boca etc.

Aquí tenemos otra vez los mismos síntomas que la artritis reumatoide, será casualidad??? No, lo que pasa es que esta enfermedad tiene el "MISMO ORIGEN"

Si hay fatiga, ya explique antes el porqué de la fatiga o cansancio crónico.

Fiebre: significa que el sistema inmunitario está tratando de matar a algún intruso, y no tiene agua suficiente! Claro está que a un niño cuando tiene fiebre lo sumergen en agua natural y se baja la fiebre!

Pérdida de cabello: Significa que el PH de la sangre está demasiado ácido, le faltan nutrientes y está deshidratado. Cuando el organismo está en estado de "emergencia" tratando de reparar algo, va a sacrificar ciertas funciones para salvar a otras más importantes. Esa es la pérdida de cabello, sin razón aparente. Significa que al cuerpo le faltan nutrientes y agua.

La comezón en la piel: significa que el ácido a nivel extracelular está tratando de salir por los poros de la piel, ya que la piel es un órgano de eliminación también. Cuando el ácido es demasiado, por la falta de agua, el cuerpo lo va a sacar por la piel.

Los problemas pulmonares: Estos problemas van de la mano con la fatiga o falta de oxígeno. También la falta de agua a nivel pulmonar, ya que la acidez en la sangre hace que el organismo produzca más MUCOSIDAD en los pulmones para tratar de protegerlos, viene siendo un mecanismo de protección o defensa del cuerpo. La mucosidad o líquido en los pulmones significa que la acidez está bastante alta en el ph de la sangre. Por lo tanto lo primero que tenemos que mandarle al organismo es el AGUA. vía rectal.

La falla renal: Viene a ser el mismo origen, los riñones se van atrofiando por tanta impureza del cuerpo que no pueden desechar por la falta de agua. El cuerpo cuando se llena de acidez, el mismo organismo trata de "retener" la poquita agua disponible para tratar de defenderse de los ácidos corrosivos del metabolismo a nivel extracelular. Es cuando se empiezan a hinchar los pies, manos y vientre. Esto indica que se están defendiendo del ácido úrico, que llega a provocar la enfermedad llamada "Gota", que es una clase de artritis muy dolorosa. Pero no es porque los riñones están fallando, sino porque no pueden funcionar bien por la falta del agua. Entonces la medicina convencional va a diagnosticar "falla renal", cuando no es así. Desde el momento que estamos hablando de la limpieza y desintoxicación interna del cuerpo es obvio que vamos a necesitar el elemento perfecto que la naturaleza nos dio: EL AGUA.

Las otras enfermedades como el cáncer, el sida, tienen el mismo origen, por lo tanto necesitan el mismo método de limpieza, desintoxicación y nutrición. Debo aclarar que el Método D'Frederick, no es "Todo" lo que el cuerpo necesita, pero si es lo "Primero" que necesita para la sanación. Una vez logramos limpiarlo y desintoxicarlo junto con una nutrición correcta, ya se puede saber con certeza qué clase de medicina necesita, puesto que la gran mayoría de los síntomas ya han desaparecido, se necesita la mínima cantidad de medicina natural, para lograr la recuperación total de la salud.

La esclerosis múltiple: Sus síntomas

Fatiga
Mareos
Pérdida de movilidad
Problemas de vision
Cambios emocionales

La definición más general de la Esclerosis múltiple dice: Es una patología autoinmune, de carácter progresivo que afecta al sistema nervioso central, donde los nervios sanos del cerebro y la médula espinal son afectados, debido a que el mismo cuerpo ataca a la mielina. La mielina es el "forro" que protege a los cables del sistema nervioso como si fuera el plástico que protege a los cables de luz. Esto ocasiona problemas de comunicación entre el cerebro y el resto del cuerpo, lo cual provoca que se vayan perdiendo las capacidades motrices y cognitivas.

Mi explicación empírica (basada en la experiencia), es que en primer lugar la Esclerosis Múltiple, no aparece de un día para otro. Le toma muchos años de síntomas y señales en la persona, donde el cuerpo está gritando que necesita mantenimiento por el alto grado de acidez!.. La acidez en el PH de la sangre debido a la deshidratación y desnutrición que se ha sufrido por años, va deshaciendo, va quemando la mielina de los cables del sistema nervioso, debido a que el sistema nervioso está implícito, conectado y entrelazado con los demás sistemas en el terreno extracelular. Esto origina que la comunicación entre el cerebro y el resto del cuerpo se va deteriorando poco a poco, por eso se le llama enfermedad progresiva.

Eso es a grandes rasgos el origen de la Esclerosis múltiple, obviamente que con el tiempo va adquiriendo más fuerza se va degenerando y es una enfermedad incapacitante. Pero si nos fijamos en los síntomas primarios como son la fatiga, mareos, pérdida de la movilidad. Tienen el mismo origen que las otras enfermedades ya citadas.

La fatiga es por falta de oxígeno en la célula. Los mareos vienen por un descontrol en el sistema nervioso, la pérdida de movilidad en las extremidades, se debe a que la falta de agua en el sistema conectivo, produzca demasiado colágeno, que a su vez funciona como un pegamento en las coyunturas, que si no se mantiene "hidratado" se va secando, haciéndose rígido, y eso produce mucho dolor, ya que las fibras que envuelven todo dentro del cuerpo se rompen. Aquí vemos otra vez a la "ciencia" echándole la culpa al sistema inmunológico, cuando igual que el sistema nervioso viene siendo otra "víctima" de la acidez; que está "ahogado" en los ácidos del terreno extracelular, que son residuos del mismo metabolismo, los cuales no se han podido sacar por la falta de agua o deshidratación.

Con esta explicación ya nos podemos dar una idea de como funciona el organismo y como se "debe" de empezar a tratar, hasta curarlo. Este método aplica para cualquier enfermedad adquirida hasta hoy conocida. El Método D'Frederick trabaja en base a las leyes naturales que rigen los procesos de autocuración natural, y aplica para todas las enfermedades o síntomas. Esta es la razón por lo que he llamado a mi método "El Botón de encendido", que hay que oprimir para que empiece el proceso de sanación.

El cuerpo es como una computadora o un vehículo, tienen su botón de "encendido" no importa cómo lo vas a usar, si no lo prendes, no funciona! Todas estas enfermedades llamadas "adquiridas", todas se originan por la falta de mantenimiento interno del organismo, y todas se pueden evitar primeramente, si ya están presentes se pueden curar, dependiendo de las "reservas" orgánicas que le queden al cuerpo del enfermo será el porcentaje de recuperación, eso no lo decido yo, ni mi método, porque llega el momento en que si se cruza el límite del potencial biológico de recuperación se puede presentar un daño irreversible en las células, donde el organismo ya no puede hacer mucho. Diga lo que diga la ciencia o la medicina convencional, las leyes naturales que nos rigen no tienen discusión alguna, la naturaleza y su fuerza vital no reconocen lo artificial, por lo tanto no les sirve para autocurarse. El cuerpo requiere los mismos elementos con los que fue hecho y diseñado con elementos "orgánicos" y "naturales". Cuando el humano se creó…no existían laboratorios químicos.

LA LUCHA CONTRA EL CÁNCER

Esta frase "la lucha contra el cáncer" es por demás famosa y popular producto del mercadeo o marketing a nivel mundial, que genera muchos ingresos a fundaciones, asociaciones, hospitales etc. que la mayoría de la gente se la han "creído" de manera cabal. Porque aunque se sigue muriendo cada vez más gente con cáncer, entonces no pasa de ser una "lucha o batalla perdida" y sigue igual de popular, sin que nadie se cuestione qué es lo que está fallando entonces?

Se ha hablado y especulado mucho tiempo de cual es la "causa" del cáncer. El cáncer como lo es cualquier otra enfermedad, no son "algo" ni "alguien" fuera de tu cuerpo. El cáncer eres tú, tú lo provocaste, así como provocar una diabetes, una artritis etc así se va "gestando" el cáncer en las personas. Se dice que su causa es "emocional". El cáncer depende de muchas causas: A nivel mental: serían los pensamientos negativos que maneja la persona a través de muchos años. Los pensamientos negativos que a su vez producen o se manifiestan en emociones negativas. Estos pensamientos no son más que "órdenes" al cerebro para producir y segregar hormonas (químicos) de estrés, estas hormonas son "corrosivas", quiere decir que "dañan" con el tiempo prolongado a otros órganos, glándulas, tejidos etc. por ejemplo la adrenalina, noradrenalina, el cortisol, la insulina etc. son hormonas que tienen su función específica en el cuerpo si, mas no deben estar "presentes" todos los días en el sistema sanguíneo porque provocan enfermedades a través de los años. Los pensamientos negativos producen emociones negativas como lo son: coraje, ira, envidia, odio, celos, miedos, frustración, indignación etc. si estos pensamientos y emociones se convierten en una "constante" en tu vida, prepárate porque el día menos pensado el cuerpo te pasará la "factura" de esa condición que tu, consciente o inconscientemente has adoptado.

A nivel nutricional: el cáncer se presenta por "deficiencias", o desnutrición, y esto ya sabemos como arreglarlo: Nutriendonos! A nivel Fisiológico: El cáncer se "genera" en un ph ácido a nivel del terreno extracelular, con los radicales libres, por falta de agua que provoca deshidratación a nivel celular y la célula se "convierte" en cancerosa como el último esfuerzo del cuerpo para no morir.

Por otro lado la quimioterapia ofrece "luchar" en contra del cáncer, a un precio de salud muy alto porque sus efectos "secundarios" que para mi son más bien "primarios" a veces son más "letales" que la misma enfermedad. Después de una quimioterapia el cuerpo tiene que "recuperarse" de esos efectos altamente "nocivos". Esta recuperación no se puede, es "imposible" lograrla con mas quimicos, porque lo que se ha perdido que eran células "vivas y sanas" no se recuperan con químicos, sino con los elementos naturales de los cuales fueron hechas, el cuerpo necesita ser "apoyado" con nutrición celular avanzada, con hidratación generalizada a nivel de todos los sistemas para sacar los residuos de los químicos nocivos que han quedado en la sangre y equilibrar el ph, recuperar el metabolismo para la producción de ATP que es la energía natural con la que vivimos, restablecer el daño a nivel vasos sanguíneos, tejidos etc. El cuerpo después de cada quimioterapia queda por dentro como si una bomba hubiera explotado, deja "destruccion", "contaminacion", residuos nocivos en la sangre y órganos, que en la mayoría de los casos la gente muere por esos efectos nocivos más no por el cáncer. Entonces si se le puede llamar a esto la "lucha" contra el cáncer, más no significa que esa lucha se está ganando.

El Método D'Frederick es un "APOYO INTEGRAL Y TOTAL" para la recuperación de la salud de cualquier enfermedad no nada más para el cáncer. Ya que se encarga de "enviarle" todos los materiales "perdidos" en la Lucha, para la restauración de órganos y funciones naturales que fueron afectadas. Mi método hace uso de cualquier herramienta de la medicina natural para recuperar las funciones que se han perdido en cualquier parte del organismo, empezando con el elemento vital que es el agua.

El cuerpo humano es una máquina increíblemente "resistente", pero llega el momento que sus "reservas" se van mermando llevando a la salud al límite, cuando no se le da el tratamiento adecuado. En este caso ya las reservas del poder autocurativo estan muy debiles, como en el caso de las enfermedades en etapa "degenerativa", el cáncer, después de las quimioterapias y radiaciones, el paciente ya viene con la mínima reserva de vida, aun en estos casos el paciente se ha recuperado después de un proceso largo de terapias apoyando todo el organismo con elementos naturales. Nadie ningun doctor tiene la autoridad para decir "le queda tanto tiempo de vida" porque nadie puede saber cuánta "reserva" le queda al paciente aunque presente un estado aparente de "gravedad" siempre habrá esperanza si se le empieza a apoyar correctamente de manera natural. Esto es lo que yo he experimentado, lo que he visto con mis pacientes, solo hablo y doy fe sobre mi experiencia con la práctica y uso del Método D'Frederick.

Hago esta aclaración: no estoy "en contra" del uso de la medicina convencional, tiene su campo de acción, como lo he explicado antes, en los casos de emergencia. Lo que intento decir es que después de usar los fármacos para cualquier enfermedad, el cuerpo "requiere" apoyo natural, no estoy "reemplazando" ni mucho menos la medicina convencional, pero si tenemos que saber hasta dónde es recomendable tomarla para que no pase a hacer más estragos a nuestra salud que la misma enfermedad. Siempre he pensado que tanto la medicina natural como la convencional deberíamos de trabajar "juntos" combinar las terapias, para de esa manera obtener mejores resultados, más rápidos y sobre todo salvar más vidas, no tenemos porque estar en contra, si conocemos cada uno nuestro campo de acción, no hay ningún problema, nadie le quitará trabajo a nadie, porque el cuerpo es tan complejo que necesita el apoyo de todos.

En mi caso, hay un doctor pediatra en el norte de Hollywood, el doctor de los niños, que cuando ya no puede hacer que el paciente "haga del baño", que presenta vientre muy inflamado, con una fiebre muy alta y dolor, entonces me llama y me los manda para que yo los atienda con mi método, les desocupo el colon, los hidrato, y los síntomas "desaparecen" en menos de 2 horas. Yo los regreso con "su pediatra". Ellos siguen siendo sus pacientes. Este doctor "sabe" y "acepta" con humildad que ese problema él no lo podrá resolver de manera natural, porque no cuenta con el conocimiento, ni las herramientas para lograrlo. Lo mejor de todo es que sus "niños pacientes" que me ha enviado "todos" se han curado de forma casi inmediata.

Igualmente, hay otro doctor alópata en medicina general, que me manda sus pacientes cuando "no están progresando" con los fármacos, debido a la gran carga de toxinas, ácidos, materia fecal etc. que contienen en su cuerpo. Igualmente los atiendo con mi método, se recuperan y se los "regreso". Como podemos ver, no habría ningún problema si las dos medicinas la natural y la convencional se apoyaran en "pro" de la vida, entonces la medicina alópata ganaría más pacientes y méritos, salvando vidas. ¿Usted qué piensa?

Mi sueño es que el Método D'Frederick, de prevención, curación y mantenimiento llegue a las escuelas de naturopatía, como una materia "básica", no como una terapia más, sino como los cimientos de la vida y la salud. Este libro es una "semilla" que he sembrado y dejaré para el bienestar de las siguientes generaciones. No esperemos a que el sistema de salud "cambie" para el bien de nosotros, nosotros podemos "cambiar" y decidir nuestra manera de tratar nuestro cuerpo para prevenir y curar enfermedades. De usted depende que este libro lo lean sus familiares, hijos, nietos etc. solo asi se ira dando un "cambio" a nivel conciencia, y recuperar el conocimiento olvidado por la mayoría de los adultos y más aún ignorado por las nuevas generaciones. No se trata de que "aprendan" medicina o de que todos los que lean el libro, se conviertan en doctores naturistas, se trata de tener conciencia de que es nuestra salud, cómo podemos cuidar nuestro cuerpo, como evitar enfermedades, cirugías y muertes tempranas.

Este es un conocimiento universal para todo ser humano, no es solo mi opinión, ni filosofía, es el conocimiento de la naturaleza, del funcionamiento de nuestro organismo, comprobado miles de veces, con humanos reales, no con chimpancés, ni ratones de laboratorio. Así que espero que el contenido del mismo tal vez no sea de su total "agrado", pero si será de su total "beneficio". Yo se que a veces recuperar y conservar la salud no es siempre lo más "agradable", porque tenemos que hacer "cambios" que no nos gustan, pero tenemos que aprender a sacrificar siempre algo, para conseguir otra cosa diferente; y esa es la temática de la vida, aprender a "fluir" con ella, no resistirnos a los cambios, porque la vida como la salud están en constante cambio, solo hay que aprender a aceptarlos según sea la necesidad.

EL CÁNCER NO SE CURA, SE EXPULSA

El cuerpo es una estructura energética de renovación y restauración constante, en el que por ley natural debe "deshacerse", "soltar" enfermedades, emociones, pensamientos, creencias obsoletas y sentimientos negativos, de acuerdo a su capacidad de velocidad evolutiva para la restauración, permanencia y vigencia en el momento llamado vida.

El cáncer en el aspecto energético, se sabe que está asociado con estancamientos o bloqueos emocionales, por lo tanto se le aplica la misma ley natural de "soltar" "expulsar" del cuerpo, de la mente y del alma todo lo que "estorba", mediante esa "liberación" el organismo se puede volver a "calibrar", o "afinar" rescatando su vibración y frecuencia correcta de manera natural, lo cual se traduce a buena salud y bienestar.

Ahora, en el nivel fisiológico, el cáncer no es una enfermedad como tal, sino una condición de acidez, de radicales libres en el terreno extracelular, en el que las células están tratando de "sobrevivir", más bien viene siendo un mecanismo de defensa del organismo que nos está gritando que debe "expulsar" esa acidez.

Como he venido explicando, las células cuando permanecen por mucho tiempo sin recibir oxígeno por medio de la sangre para respirar, optan por convertirse en células "anaeróbicas", lo que significa que ya no necesitan más del oxígeno para respirar, sino que solo se mantienen vivas consumiendo glucosa para seguir viviendo.

Cuando se forma el tumor canceroso, este necesita "alimentarse", entonces produce una proteína llamada proteína del crecimiento. El tumor se tiene que alimentar con sangre venosa que es la sangre impura, tóxica, llena de toxinas, sin oxígeno, ya que la sangre de las venas Se encarga de "recoger la basura" del terreno extracelular, para ser llevada a los centros de filtración y excreción, y volver a ser cargada de oxígeno en los pulmones para regresar a las células de todo el cuerpo. El tumor canceroso busca esa sangre tóxica de las venas para alimentarse y crecer. Lo que hace la proteína del crecimiento es construir vasos sanguíneos que conectan al tumor con esas venas y así "extraer" su sangre tóxica para alimentarse. El tumor canceroso crece también porque está lleno de microorganismos y parásitos, un tumor de cáncer contiene "mucha vida" dentro de él. Este proceso de crecimiento y construcción de vasos sanguíneos desde el tumor a las venas se llama "vascularización", y al crecimiento del tumor se le conoce como: angiogénesis. Digamos que el cáncer es la culminación de muchos síntomas que no fueron atendidos a tiempo de la manera correcta.

Además de la acidez en el terreno extracelular tenemos la formación de la mucosa.

La mucosa o moco es una sustancia transparente o a veces amarillenta pegajosa que el mismo organismo produce en un intento de protegernos de algún ataque de bacterias, parásitos o de cualquier microorganismo extraño que el cuerpo no reconoce.

Las mucosidades se presentan principalmente en el sistema gastrointestinal, los pulmones, el hígado, el colon etc. Tanto la acidez así como el exceso de mucosidad aumenta la temperatura interna a nivel de estómago e intestinos provocando un afiebramiento en todo el sistema gastrointestinal, esto "calienta" también a la sangre ayudando a acelerar el proceso de fermentación y empantanamiento del terreno extracelular, lo cual perjudica directamente a todas las células en su funcionamiento, ya que además afecta al sistema nervioso, el cual se encarga de controlar el "ritmo" de la circulación sanguínea.

Las mucosidades se llegan a pegar a lo largo del intestino delgado obstruyendo la asimilación de nutrientes. Igualmente estas mucosidades llegan al colon o intestino grueso y ayudan a que la materia fecal se "pegue" y se adhieran a las paredes del colon actuando como un pegamento natural potente, en el que ni los laxantes más fuertes, ni fibras logran despegar todas las adherencias de heces fecales que llegan a "encarnar" con los años en las paredes del colon.

Todos estos factores antes mencionados no son exclusivos del cáncer, esto provoca todos los síntomas conocidos como el "síndrome X", ya que se presentan a la vez varios síntomas como la indigestión, inflamación del vientre, constipación o diarrea, vómito, colitis, alta presión, sobrepeso, dolores en el cuerpo, dolor de cabeza, etc. etc. los cuales se van haciendo crónicos y se van convirtiendo en enfermedades como la diabetes, migrañas, vértigo, artritis, gota, gastritis, hasta llegar al cáncer.

Cuando al cuerpo se le dan las herramientas necesarias para su autocuración como lo es la Hidroterapia Avanzada con el Método D'Frederick, el cáncer es "expulsado" prácticamente por el cuerpo usando cualquier vía de eliminación. Con la Hidroterapia avanzada se logra purificar de manera mas rapida la sangre "venosa" ayudando al organismo a deshacer el tumor canceroso, ya que al recibir sangre "oxigenada" en vez de "glucosa", se va muriendo, deja de crecer y el cuerpo lo puede expulsar por cualquier vía. Además con el agua toda la sangre se purifica, se oxigena, evitando así un trabajo pesado a los órganos "filtro" que no tienen que esforzarse tanto para deshacerse de las impurezas ya que la abundante agua natural les simplifica el trabajo de filtración, a la vez que ellos también se pueden limpiar y destapar con la misma agua. Todos los casos de cáncer que he atendido han sido expulsados por diferentes vias de eliminacion, eso lo decide el organismo de cada paciente con su infinita inteligencia, por eso puedo afirmar gracias a la práctica con mi método que: El cáncer no se cura, se expulsa de el cuerpo" con el Método D'Frederick.

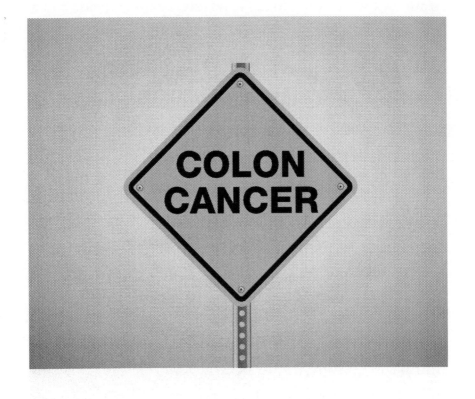

CALCULOS BILIARES

Hoy en día se calcula que existen más de 20 millones de personas en este país sufriendo de cálculos biliares o también conocidos como "piedras en la vesícula". La vesícula biliar es un saco o bolsita que se encuentra justo debajo del hígado, y es la encargada de "almacenar" el líquido biliar o la bilis producida por el hígado. Este líquido biliar está compuesto por AGUA, sales minerales, bilirrubina y colesterol entre otras sustancias, y su función es asistir a la digestión como lo es la absorción de nutrientes y la degradación de las grasas.

Cuando la bilis se acumula demasiado en la vesícula, tiende a coagularse y después a solidificarse, se va endureciendo conforme pasa el tiempo hasta convertirse en "piedras", o cálculos biliares.

Los factores principales que ayudan a la formación de estas piedras son:

1. La deshidratación, o falta de agua en el cuerpo.
2. La mala dieta. Una dieta con exceso de grasas saturadas, alimentos procesados, embutidos, comida rápida o "fast food", aceites hidrogenados, exceso de carbohidratos etc.
3. El estreñimiento crónico, o colon sucio.
4. El sobrepeso.
5. El descontrol hormonal principalmente en la mujer.

6. Una vida sedentaria, sin ejercicio físico regular.
7. Dietas y ayunos extremos para bajar de peso, sin la guía de un profesional.

Los cálculos o piedras en la vesícula pueden permanecer ahí por muchos años sin dar ningún síntoma. Cuando estos cálculos se "mueven" y bloquean el conducto cístico, provocan dolor en el lado derecho y superior del abdomen, conocido como cólico biliar.

El hígado es la glándula más grande del cuerpo humano que produce la bilis a partir del agua, electrolitos, colesterol y bilirrubina. Nuestro cuerpo produce desde 400 hasta 800 mililitros de bilis al día, y se almacena en la vesícula hasta que se necesite para la digestión. Además el hígado trabaja como un "órgano filtro" que se encarga de limpiar y desintoxicar el cuerpo de toxinas y venenos.

La vesícula que se encuentra justo debajo del hígado se conecta con el intestino delgado (small intestine) por medio del conducto cístico donde desemboca la bilis que ayuda en el proceso de la digestión y absorción de los nutrientes.

Los problemas más comunes de la vesícula son:

Colecistitis: Es la formación de piedras o cálculos en la vesícula ya sean de colesterol o bilirrubina. Estas piedras pueden obstruir el conducto cístico (entre la vesícula y el intestino), causando inflamación de la misma.

Colelitiasis: Es la obstrucción del conducto entre el hígado y la vesícula.

Cuando los cálculos biliares comienzan a "desplazarse" provocan inflamación en los conductos biliares que producen dolores muy violentos principalmente comenzando en la parte derecha del abdomen que pueden llegar hasta el hombro y espalda de manera intermitente.

El cólico biliar puede prolongarse por varias horas acompañado de náuseas, eructos, gases y vómitos.

Volviendo a las causas que producen los cálculos encontramos en primer lugar: LA DESHIDRATACIÓN, o la falta de agua en el cuerpo. Con la Hidroterapia Avanzada del Método D'Frederick se logra limpiar el hígado, la vesícula y sus conductos de manera natural, segura y sin dolor, minimizando los riesgos y síntomas que conllevan estas condiciones, evitando la cirugía de extirpación de la vesícula. Una vez más se demuestra que el elemento AGUA, es la base y la principal herramienta para prevenir y/o resolver estas condiciones del higado y vesicula.

A continuación les comparto esta fórmula de la Dra. H. Clark, que es para limpiar y sacar los cálculos de la vesícula de manera natural y segura. Para las personas que no califican para la Hidroterapia Avanzada, esta sería la mejor opción.

LIMPIEZA DE HIGADO Y VESICULA

Ingredientes:

3 tazas de agua

4 cucharadas de sulfato de magnesio (epsom salt), o sal de higuera.

Se mezclan estos 2 ingredientes en una jarra y se deja en el refrigerador.

½ taza de aceite de oliva virgen.

2 naranjas medianas o 1 toronja grande, (sin la pulpa de la toronja, solamente el jugo)

Se mezclan estos 2 ingredientes

INSTRUCCIONES

Un día antes de empezar esta limpieza se recomienda no tomar ningún tipo de medicina ni vitaminas. El día que empiece la limpieza debe desayunar solamente fruta, avena cocida, jugo de manzana. En el almuerzo o comida debe comer únicamente vegetales cocidos con sal, o papa horneada. Este mismo día a partir de las 2pm. No comer nada ni beber nada.

Preparar la sal de higuera (epsom salt) como se indica arriba, de esta mezcla van a salir 4 porciones de 3/4 de taza cada una. A las 6pm de ese mismo día debe tomarse la primera taza de la sal, después de beberla puede tomar un trago de agua para quitar el sabor de la boca.

A las 8pm se debe ingerir la segunda taza de sal, hasta esta hora Ud, no habrá comido nada.

Ahora debe preparar su cama. A las 9:45 prepare la mezcla del aceite con el jugo de toronja como se indica arriba, debe tener ¾ de taza de jugo de toronja que va añadir al aceite de oliva.

Mezclando muy bien el aceite y la toronja a las 10pm se debe tomarlo estando de pie, no debe tardar más de 5 minutos en beberlo completamente. Acuéstese inmediatamente boca arriba con la cabeza en la almohada, trate de mantenerse inmovil durante 20 minutos, siga acostado.

Al día siguiente deberá tomar la 3ra tasa de sal entre 6 y 6:30 de la mañana, no antes.

Si presenta náuseas espere hasta que pasen para tomar la sal. Siga acostado, sin comer nada.

Dos horas después beber la 4ta y última taza de sal de higuera y puede regresar a la cama.

Después de dos horas de haber bebido la última taza de sal, puede comer fruta o jugo de fruta, durante el día coma alimentos fáciles de digerir como fruta y vegetales cocidos.

Al dia siguiente por la manana espere tener una diarrea, donde saldran las piedras que se podran ver con la ayuda de una linterna, son de color verde como la bilis.

Esta limpieza se puede repetir igualmente a las dos semanas, para seguir eliminando los cálculos biliares. Esta limpieza es muy segura y natural, puede ser practicada hasta con personas de la tercera edad sin ningún riesgo. (Esta limpieza es fórmula de la Dra. Hulda Clark).

LA MEDICINA ANTIHOMOTOXICA

La medicina antihomotoxica es el "eslabón perdido" entre la medicina natural y la medicina alópata. La homeopatía como medicina natural se "une" a la medicina convencional mediante el principio y con respaldo científico como lo es la Ley de Arndt-Schulz, 1835-1900, que demuestra el efecto cuantitativo de los medicamentos sobre los biosistemas del cuerpo, dado que en el desarrollo de una enfermedad se ven involucradas muchas sustancias autoincompatibles, por lo que se hace necesario utilizar simultáneamente muchas antitoxinas potenciadas.

La práctica de la medicina antihomotoxica todavía no es muy conocida a nivel masivo, pero existe desde hace muchos años, y es una medicina altamente potente, pues como se dijo anteriormente se compone de mitad medicina convencional y mitad homeopatía clásica en potencias bajas o medianas, obviamente sin los "efectos secundarios" de la medicina alopática o convencional.

Esta medicina antihomotoxica es la más usada en mi práctica en los casos de enfermedades crónicas y degenerativas, según sea la necesidad.

Homotoxina: es toda sustancia o material químico, físico o psíquico que causa trastornos en la salud del organismo humano, provocando toda clase de desequilibrios desencadenados por deficiencia de sustancias de vital importancia principalmente en el terreno extracelular e intracelular.

Existen muchas diferentes clases de toxinas en el organismo, pero una de las más importantes a las cuales debemos darle prioridad se llaman Toxinas. Estos son residuos tóxicos, depósitos de sustancias endógenas que el cuerpo no puede eliminar por sí solo, como lo es el exceso de "glucosa", que viene siendo una glicosilación no enzimática de los tejidos y la superficie de las células, que se conoce como "diabetes mellitus" latente, estos residuos tóxicos son los comúnmente conocidos como "radicales libres".

La medicina antihomotoxica estimula los mecanismos de defensa del sistema inmunológico, principalmente en los procesos inflamatorios crónicos y autoagresiones.

Esta medicina también trabaja directamente con el metabolismo o producción de energía para mantener un orden en el ciclo vital y un equilibrio termodinámico.

La medicina antihomotoxica es muy poco conocida todavía, a pesar de que lleva muchos años a disposición de la naturopatía, no todos los turistas hacen uso de ella. Esta medicina es muy compleja y de efecto profundo en el organismo, por lo que se requiere mucho conocimiento del funcionamiento del organismo a nivel celular, así como de las diferentes etapas de las enfermedades. La medicina Antihomotoxica está considerada como la "Medicina del Futuro", aunque ya está aquí.

COMO CALIBRAR EL CUERPO

Las enfermedades no se "Presentan" de la nada, porque no existen fuera del cuerpo. Las enfermedades se "producen", se "gestan" debido a los malos hábitos de vida, y principalmente por la falta o ausencia de mantenimiento interno del organismo a base de agua.

Los malos hábitos que provocan las enfermedades adquiridas son: La mala alimentación, la falta de ejercicio físico, ingesta excesiva de fármacos, de drogas, bebidas alcohólicas, tabaco etc. todo esto va provocando "deshidratación" a nivel celular, y el acumulamiento de residuos metabólicos (radicales libres) alrededor de las células impidiendo la respiración correcta de oxígeno y la nutrición por la falta de agua. Cuando todos los sistemas del cuerpo se van "atascando" con toxinas va mermando su funcionamiento, lo que va produciendo un desequilibrio a nivel celular general, dándonos diferentes síntomas "leves". En este estado el cuerpo "no está enfermo" todavía, está desequilibrado, y lo único que necesita es el abastecimiento de agua con el mantenimiento interno de limpieza y desintoxicación general que le permitirá "CALIBRAR" a sí mismo, con el mismo poder de autocuración. En ese estado el cuerpo "NO NECESITA" la ingesta de fármacos porque el cuerpo no está falto de químicos, sino de AGUA NATURAL en sus sistemas y en la sangre para corregir ese desequilibrio provocado por nosotros mismos.

Los síntomas más comunes de un cuerpo desequilibrado son:

Alta presion
Diabetes
Constipacion
Cansancio
Asma
Prob. menstruales
Problemas de piel
Sobrepeso
Arritmias
Gastritis
Colitis
Indigestion
Migranas
Colesterol
Dolores musculares
Hemorroides
Prob. circulatorios
Calculos biliares
Calculos renales
Alergias alimenticias o de temporada.
Gripes
Inflamaciones
Infecciones

Etc, Etc.Etc. Todos estos y más. Son solo "SINTOMAS, SINTOMAS Y SOLO SÍNTOMAS"

En los que el cuerpo está pidiendo ayuda de limpieza y desintoxicación para poder retomar las funciones al 100%. Nuestro cuerpo tiene esa capacidad de Calibrarse y Afinarse para que todo el conjunto de organos y glandulas trabajen unidos, interconectados, sin necesidad de medicina, solamente con la limpieza, ya que como toda una maquinaria que nunca descansa, el cuerpo necesita "MANTENIMIENTO" como el Método D'Frederick.

EL CHAKRA SEXUAL O PÉLVICO

Los chakras son los centros energéticos, de entradas y salidas de energía cósmica a nuestro cuerpo. Están localizados desde la cabeza hacia abajo pasando por el pecho, tronco hasta llegar al chakra de la parte pélvica. No me voy a adentrar en este tema porque es demasiado extenso y me desvio del tema principal de este capítulo. Pero si los menciono como centros energéticos para que puedan entender la parte energética referente a la salud.

Los centros energéticos es por donde 'recibimos' y 'liberamos' la Energía Vital o de vida. El centro de energía vital más potente e importante del cuerpo es la energía del chakra pelvico o energía sexual.

ENERGIA SEXUAL

Este centro energético localizado en el área pélvica o área reproductiva, es la energía más poderosa de todas en cuanto a su potencia electromagnética y etérica se refiere. No obstante en esa área se crea la vida de un ser humano en la mujer. Aquí voy a aclarar que en ningún momento me voy a referir al concepto de energía sexual como "acto sexual" o "práctica genital"

No es el tema, lo que pasa es que este concepto se nos ha enseñado completamente distorsionado y equivocado por razones de "control" y "manipulación" de las masas.

Decíamos que la energía sexual, es la energía principal que nos sostiene la vida, es la energía "central" que contiene el Poder de Autocuración, y autoregeneración del cuerpo todos los días de nuestra vida. Es lo que también llamamos Energía Vital. El cuerpo hace uso de este centro energético para "curarse" y también para "renovar" todas las células que ya cumplieron su función de vida.

La energía sexual o vital juega un papel mucho más allá de lo físico, es una energía por demás cuántica y etérica que se usa para la elevación de la conciencia y el desarrollo del poder mental.

Los maestros de las grandes culturas antiguas dejaron bibliografía, mapas, dibujos especiales donde enseñan y relacionan el uso de la energía vital con la conexión de lo humano con lo divino llamado "sublimación". El chakra o centro de la energía sexual, es el centro más poderoso del cuerpo porque es ahí donde convergen la energía: mental, física y emocional, y logran conectar el hemisferio derecho con el izquierdo del cerebro a la misma vez.

Los maestros iluminados como lo fue Buda, Jesus, Mahoma, ellos enseñaban cómo utilizar esta energía para conectarse con la energía del subconsciente, o la conciencia divina que nada tiene que ver con la práctica sexual que usamos para la reproducción o el placer. Este viene siendo "el gran secreto" que nos "negaron" desde hace cientos de años las religiones, la ciencia moderna y sistemas de educación ya que el desarrollo de esta energía es la que conecta con el 95% del poder mental y espiritual, por lo tanto tiene que ver con la potencia de todas nuestras funciones del cuerpo principalmente con el Poder de Autocuración".

En la antigüedad este poder se enseñaba en las escuelas, había sanadores de enfermedades así como del alma, porque había alcanzado ese nivel de conciencia, del cual cualquier ser humano está "provisto" de la misma energía para lograrlo. Los maestros llamados "iluminados" de la antigüedad, no nacieron así, sino que "aprendieron" a desarrollarlo, como cualquiera de nosotros hoy en día podemos aprender y descubrir nuestro verdadero potencial mental-espiritual, para nuestro propio beneficio en cualquier aspecto de nuestra vida.

Entonces aquí vamos a hacer referencia del porque el agua que el cuerpo recibe a través de la hidroterapia avanzada es por vía rectal. Al entrar el agua al cuerpo directamente al centro de la energía sexual o vital, en donde existe la energía electromagnética más poderosa, el agua se "sublima", se "carga" de energía alcanzando el 4to estado del agua conocido como "plasma" el cual pasa inmediatamente a la corriente sanguínea, recorriendo todos los organos, glandulas y el cerebro entregando el "oxígeno" a cada célula de nuestro cuerpo.

Los estudios científicos y experimentos realizados a través del tiempo sobre el 4to estado del agua, sostienen que el agua convertida en plasma dentro del cuerpo llega a alcanzar un voltaje de 7000 grados luz en la escala de Kelvin, el voltaje perfecto que tenía el agua al momento de la creación de toda la vida en el planeta tierra. Este es el poder curativo del agua que se obtiene con la Hidroterapia Avanzada. Este conocimiento es tan antiguo que el mismo Maestro Jesus recomendaba los "lavados intestinales" vía rectal a sus discípulos y seguidores para que se curaran de cualquier enfermedad. Al principio de este libro se muestra el pasaje del Evangelio de los esenios, escrito por el apóstol Juan, con las palabras del Maestro Jesus haciendo esta referencia.

Todas las funciones biológicas del cuerpo dependen de este centro energético.

El Método D'Frederick ayuda a "expulsar" del cuerpo todas las toxinas que provocan las enfermedades, sustituyendo el agua (plasma) contaminada del terreno extracelular, por agua(plasma) limpia, natural, de esa manera se "activa" el poder autocurativo que radica en cada célula. El poder autocurativo radica en la parte subconsciente de la célula, y el único elemento que tiene el poder de "conectarse" a Él es por medio del agua natural, a través de la Hidroterapia Avanzada basada en el conocimiento del cuerpo y el apoyo de la medicina natural, las células pueden recuperar sus funciones ya mermadas por la acidez y la intoxicación, de manera natural y rápida, sin necesidad de fármacos. Los resultados de esta técnica a base de agua natural han sido hasta el día de hoy, increíbles.

El Método D'Frederick logra "DESOCULTAR" esa SALUD que ha estado por muchos años "ENTERRADA" y "AHOGADA" en el terreno extracelular cubierto de "fango" y "fermentación" por la falta de agua, dejando a las células en "libertad" para cumplir con sus funciones naturales para lo que fueron diseñadas por nuestro ADN. Una vez que las células pueden respirar y nutrirse de manera correcta recuperan esa "comunicación inteligente" que poseen, con toda la información precisa y correcta que radica en su subconsciente, llamada Vida.

PASOS PARA DESOCULTAR LA SALUD

(LA SALUD NUNCA SE PIERDE SOLO SE OCULTA)

El término "desocultar" me encanta en lo particular, porque es la manera de cómo yo percibo la salud de nuestro cuerpo. La salud es esa energía, ese potencial natural que poseemos todos mientras estemos respirando en este mundo. Cuando nosotros nacemos venimos con la maquinaria (organismo) limpia, libre de toxinas, de materia fecal, libre de triglicéridos, libre de alta presión, de gases etc, etc. a medida que vamos creciendo esa maquinaria se va "ensuciando" por dentro y la salud se va "ocultando" con los síntomas, por el simple hecho de estar vivos nuestro metabolismo produce desechos tóxicos que se quedan dentro nuestro. Al pasar los años, dependiendo ya de los hábitos de vida esa maquinaria se puede ensuciar mas rapido o mas lento, pero al final se ensucia querámoslo o no, si creemos o no, asi es. Nadie nos ha dicho que debemos darle MANTENIMIENTO INTERNO (limpieza y desintoxicación) por lo menos cada 5 años, de la manera correcta, que viene siendo con el AGUA! Aquí empieza el por que de tantas enfermedades "INCURABLES" hoy en día, es solamente falta de mantenimiento interno. Todo empieza con los síntomas que no se atienden tempranamente ni de manera correcta. Por eso las enfermedades son como "capas" de síntomas, uno encima de otro, según va progresando el acumulamiento de toxinas internamente se le va cambiando de nombre a la condición y es contemplada por la medicina convencional como "enfermedades idiopáticas" (de causa desconocida), cuando solamente se trata de las mismas "causas" con síntomas más crónicos.

El Método D'Frederick es lo que hace precisamente, va desocultando, quitando síntomas hasta llegar a la célula y proporcionarle los nutrientes y oxígeno necesarios, va purificando la sangre, potenciando con plasma nuevo, nutrientes adecuados etc. que van a llegar hasta el interior de las células para "revivirlas" prácticamente después de haber estado "ahogándose" en sus propios excrementos y ácidos del metabolismo, y los tóxicos ingeridos por nosotros mismos.

Este método a través del agua logra "rejuvenecer" las células, dándoles vida y un nuevo comienzo saludable como una vez teníamos al momento de nacer, porque la SALUD siempre existe, siempre está ahí, en la parte del subconsciente, por eso seguimos vivos, solamente tenemos que cuidar que no se OCULTE en los diferentes síntomas o condiciones por culpa de nuestros malos hábitos de vida.

Si Ud. querido (a) lector, padece algún síntoma o enfermedad, sea cual sea:

1. Cambie su alimentación. Definitivamente si Ud, está enfermo su alimentación está equivocada. Asesorese con un profesional para hacer el cambio.
2. Hágase un mantenimiento interno con Hidroterapia. Con un mantenimiento no quiero decir que con una sola terapia Ud, quedará limpio IMPOSIBLE!,

se necesitan varias, dependiendo del grado de constipación que tenga en su colon, el número de terapias no lo decide el paciente ni el doctor, sino su colon.

3. Haga ejercicio físico, empezando con caminar, trotando hasta que pueda correr. El ejercicio físico es medicinal, curativo internamente, no importa la edad que tenga. De lo contrario a mas edad, mas ejercicio y movimiento debemos tener.

4. Respete el reloj biológico natural, la noche es para descansar y dormir. Ya que nuestro cuerpo depende de los ciclos del día y la noche, y el día para vivirlo.

5. Procure primero las terapias y medicina natural, antes de pensar en cirugías y fármacos.

6. Mantenga una actitud positiva ante la vida, ya que es y sera la unica oportunidad para experimentarla. Quien practica un estilo de vida sano definitivamente vive mas y mas feliz!

ES MÁS IMPORTANTE SABER DIAGNOSTICAR QUE SABER RECETAR

El diagnóstico médico es una "sentencia" que puede cambiar la vida de la noche a la mañana, para mal, podría apostar que en un 85% de los diagnósticos hoy en día son malas noticias. Aquí existe un problema de las dos partes: médico y paciente. El médico alópata se basa en los "síntomas" para diagnosticar, y el paciente no conoce el origen de los síntomas.

Hagamos una reflexión: si el médico alópata NO CONOCE, NI RECONOCE, que el cuerpo es un TODO INTEGRADO, que se compone de varios sistemas entrelazados e interconectados entre sí, que trabajan a base de energía, que tienen su propio lenguaje e inteligencia, además los millones de procesos biológicos y fisiológicos de reacciones quimicas y mecanicas a nivel neuronal, celular y extracelular, que están sucediendo cada segundo de nuestra vida; cómo es posible dar un diagnóstico correcto cuando no se reconoce esta integridad de sistemas y funciones? Entonces ellos han hecho de cada síntoma: una enfermedad. Todas las enfermedades son "Idiopáticas" como ellos las llaman, o sea de "causa desconocida", pero si conocen el fármaco que han de recetar "de por vida", aunque no haya progreso alguno en el paciente, agregando los nocivos efectos secundarios, que con el tiempo te haran mas daño que el síntoma de origen.

Mientras que cuando el diagnóstico está correcto, el cuerpo necesita lo mínimo de medicina para recuperar su función. De esta manera al cuerpo se le "afina" y se "calibra" como si se tratara de un instrumento musical. Acaso un instrumento de música sea cual sea, cuando se `desafina" se necesita cortarle un pedazo del mismo para afinarlo? Entonces porque permitimos que se "mutile" el cuerpo, quitando la vesícula, apéndice, matriz, amígdalas, bazo, ovarios, próstata, etc, etc. cuando solo necesitaba ser afinado?, bueno ahi esta la respuesta, los medicos alopatas no aprenden a "afinar" los sistemas, solamente aprenden a "mutilar" el cuerpo, Y esto es precisamente lo que las personas deben entender, antes de ir a "mutilarse" primero hay que "afinar" y "calibrar" el cuerpo, igual como se "afina" el motor del carro. Si el cuerpo no se afina primero, es casi imposible reconocer qué órgano o glándula está fallando, ya que los síntomas o señales de los diferentes sistemas se pueden confundir de no conocerlos a la perfección, mientras que, haciendo una buena afinación y calibrado de sistemas en el cuerpo, es mucho más fácil que se cure a sí mismo de manera natural, ya que se recupera la comunicación entre ellos y por lo tanto se normalizan sus funciones. Aun así, el cuerpo está constantemente esforzándose para mantener ese balance o equilibrio. Por eso muchas veces pasa que con solo cambiar la dieta, empezar a hacer ejercicio, dejar de consumir sustancias nocivas, sucede que los síntomas aún crónicos desaparecen por sí solos!

Nada más para abundar en el tema, tenemos que, la medicina convencional no está diseñada para "restaurar" la salud, solamente tiene efectos "bloqueadores" o "aceleradores" de las funciones naturales del cuerpo, más no significa una cura integral, por eso tiene tantos efectos secundarios que de consumirlos de manera permanente pueden llegar a hacer un daño irreparable en los demás órganos. La medicina convencional puede ayudar en el aspecto de una emergencia por accidente, que amerite cirugía para "reparar" la parte dañada, como puede ser huesos fracturados, arterias rotas, heridas muy grandes o graves que pongan en riesgo la vida de la persona. Pero en el aspecto de afinar y equilibrar las funciones, no se necesitan químicos, sino más bien el cuerpo requiere los elementos naturales: agua, aire, tierra, sol, ejercicio, nutrición con alimentos vivos. El cuerpo siempre se va a identificar con los elementos naturales porque son sus componentes originales, el cuerpo no cambia su naturaleza nunca, pertenecemos a la naturaleza y la naturaleza es la única que nos puede sostener la salud óptima.

Las estadísticas dicen que un promedio de 285,000 personas mueren cada año en este país, por los efectos secundarios de los fármacos de la medicina convencional.

EL TODO INTEGRADO.

Nuestro cuerpo alberga una red de comunicaciones de lo más sofisticada que podamos conocer. De ahí la afirmación de que es UN TODO INTEGRADO. Esto se debe a que consta de 3 sistemas, que funcionan el uno para el otro, interconectados, con mecanismos de compensación, adaptación, integración etc.

Estos tres sistemas son:

1. La red neuronal: (sistema nervioso): empieza en el cerebro y médula espinal. Los nervios craneales se van ramificando cubriendo hasta el último rincón del cuerpo. Este sistema nervioso se encarga de "captar" absolutamente todo lo que pasa en el organismo interno y externo, respondiendo con reacciones químicas y mecánicas ante cualquier situación.

2. La red líquida: (sistema circulatorio sanguíneo, linfático y líquido cefalorraquídeo). Esta red está compuesta por las venas, arterias y capilares, que son las vías de transporte de sangre, linfa, líquido cerebral, cuyo destino final es la célula.

3. La red fibrosa: (tejido conectivo o fascia): El tejido conectivo es una vasta red de fibras de colágeno, elastina y reticulina, que forman un sistema importantísimo, que se encarga de "envolver" y "proteger" todos los órganos, glándulas, músculos, tendones, huesos, el cerebro. Este tejido también conocido como Fascia, le da forma al terreno extracelular donde viven las células. El tejido conectivo consta de un 85% de agua.

Estas tres redes están inteligentemente interconectadas para transmitir información entre sí. La red neuronal se encarga del "encendido" y "apagado" de información codificada. La red Líquida se encarga de toda la información a nivel químico natural (neurotransmisores, hormonas, etc). La red fascial se encarga de la información técnica: peso, Tensión y compresión, en todo el cuerpo.

Los 50 trillones de células que conforman nuestro cuerpo deben estar constantemente comunicándose mediante impulsos nerviosos a sus membranas, para compartir la información del control y coordinación de todos los órganos, glándulas y tejidos del organismo. Así que, un médico cualquiera que sea su área, si no conoce este "universo" de redes de comunicaciones internas, no conoce el cuerpo, y nadie puede arreglar algo que le sea totalmente desconocido, es únicamente lógica.

El Método D'Frederick, se encarga de "cumplir la primera ley para activar el poder curativo del cuerpo. Empieza por afinar y balancear el organismo, para poder despejar, aclarar los síntomas, una vez efectuado este trabajo se procede a restaurar la salud de los órganos afectados de manera más específica.

Porque por ejemplo, para restaurar algún problema del hígado, es imposible hacerlo sin antes desocupar el colon de toda la materia fecal fermentada, puesto que el colon le está enviando el agua que reabsorbe y es agua contaminada con toxinas, venenos, ácidos y parásitos!

Por más tratamientos naturales o químicos que la persona tome para limpiar el hígado, no lo logrará al 100% porque el colon lo sigue contaminando de aguas negras!

Como podemos ver el organismo tiene su inteligencia, su lógica que no podemos pasar por alto, no podemos ignorar, porque nos estamos "autoengañando", o estamos engañando a los demás. Con este metodo de alineacion y balanceo del organismo han llegado a "desaparecer" por sí solas diabetes de años tomando fármacos, gastritis, alta presión, asma, tumores benignos y cancerosos, sobrepeso, dolores musculares, artritis, problemas de tiroides, de riñón, hígado, etc, etc. son infinidad de problemas de salud que han desaparecido solamente con este mantenimiento interno natural y seguro. Igualmente es la mejor forma de prevenir las enfermedades, ya que el organismo se va a empantanar en toxinas por el solo hecho de estar vivos, nadie se escapa de esto aunque la persona lleve una vida saludable, igualmente aunque sea a un ritmo más lento su cuerpo se llenara de toxinas y radicales libres. Esta es una realidad, aunque no nos guste, pero es así. El cuerpo necesita mantenimiento interno así como lo necesita un automóvil cada año por lo menos para que no contamine con sus gases tóxicos el ambiente, y se mantenga sin falla alguna. Si adoptamos esta disciplina o ley en nuestro cuerpo, otra historia sería a nivel salud, no existiría tanta "enfermedad" cobrando miles de vidas cada año, y cada vez esta cifra va en aumento, tristemente.

COMO ENVEJECER Y MORIR SANOS

Parece algo contradictorio no? Pues vamos a aclarar, la vejez es un proceso natural imparable, más no significa enfermedad, No necesariamente tenemos que morir antes de lo que nos toca, enfermos, padeciendo dolores o inválidos, dependiendo de aparatos para movernos, de máquinas de oxígeno para respirar, aunque es el concepto más "normal y generalizado" médicamente hablando, de que ya cumpliste los 60, 70 o más, es "normal" padecer una o varias enfermedades! Hasta los mismos médicos le dicen al paciente "es normal, para su edad, padecer alguna enfermedad". Creo que es el momento de contarles uno de tantos casos que he tenido, de pacientes adultos mayores, de la tercera edad. Este caso lo atendí en el año 2009. El paciente era un señor de 83 años. Su nombre lo voy a cambiar por respeto a su persona, ya que no cuento con su autorización para narrar su caso, pero le llamaremos: Jose. Un día del mes de Junio de ese año 2009, recibí una llamada de un joven, pidiendo una cita "urgente" para su papá. Así fue que concertamos una cita para el siguiente día. Llegó este joven cargando en brazos a su papá, lo acostamos en la cama del consultorio para revisarlo. Su historia médica contada por el hijo, ya que el señor Jose no hablaba por falta de energía, desde varios meses atrás, me conto que habia estado mucho tiempo con tratamiento médico alópata, pues padecía de un estreñimiento crónico, luego se le complicó la presión arterial, le afectó su vista, no podía comer por desórdenes estomacales, por la descripción que me dio el joven se trataba de una gastritis crónica, y hasta ese dia el Sr, Jose ya tenia mas de una semana que no se movía en su cama, no se podía levantar, escasamente hacia del baño y con mucha dificultad, sus riñones ya estaban fallando, hacía una semana de la última visita al doctor en el hospital que les dijo: "llévenlo a su casa, le quedan a lo mucho 7 días de vida". La familia "resignada" a que ya no había más lucha que hacer, avisaron a todos sus familiares de México para que se despidieran del Señor, ya que la familia era numerosa. Y así fue, empezaron a llegar los familiares de todos lados, dando por hecho que no duraría más que unos cuantos días. El hijo en su desesperación de saber que estaba perdiendo a su padre, le contó a su jefe en el trabajo del problema que se le avecinaba por la condición de su papá, entonces su jefe le pide que apunte un numero de telefono, y le dice: "mira yo no se si tu creas en los tratamientos naturales, pero yo estuve muy malo de salud hace ya varios años, y fui con esta doctora que me recomendó un amigo mio, ahi me curaron de la úlcera estomacal que me estaba matando, que ya vomitaba sangre todos los dias, tambien me bajaron de peso más de 52 libras, me enseñaron a nutrirme, en menos de 3 meses de tratamiento me sentía ya muy bien, todo el dolor que sentía en el estómago desapareció y ya podía comer de forma normal, desde entonces yo ya no he tenido ningún problema de salud y me siento muy bien; deberias de llevar ahí a tu "jefe" (papa) total, nada se pierde, pues todo es natural". Y así fue como llegó el sr. Jose a mi clínica.

El primer dia que llego, lo revise, me di cuenta que tenía una deshidratación crónica, no abría los ojos porque no había humedad, estaban resecos y eso le molestaba e impedía que los abriera, tampoco tenia energia ya para hablar, se le veían los labios resecos, como si no hubiera tomado agua en varios días! Fue impactante ver cómo el cuerpo se puede secar en vida, pero sucede. Así que, no perdiendo más tiempo, lo puse en la máquina de hidroterapia, la cual se le realizó sin ningún problema. Le comente al hijo, mañana vamos a ver si su cuerpo responde a la hidratación, porque si sus riñones ya no están funcionando como los doctores dijeron, entonces se le van a hinchar sus pies y cara, y ahí ya no hay mucho que yo pueda hacer.., pero si su cuerpo responde entonces seguiremos con el tratamiento de hidroterapia avanzada y todo va a estar bien, el sr. se va a recuperar. Y así fue, otro día llegaron con el sr. a la clínica, lo revise de su cuerpo estaba todo bien, había orinado durante la noche sin ningún problema, y abrió los ojos!

Increíblemente con la primera terapia con agua el cuerpo se alcanzó a hidratar un poco, y se noto la mejoría del señor, solamente de un día para otro. Así seguimos con los tratamientos, a la semana ya el sr Jose estaba platicando conmigo, ya la energía se había recuperado, había empezado a comer, y se podía sentar en la cama por si solo. A los tres meses de tratamiento, el sr. Jose llegaba caminando por su propio pie, aunque acompañado siempre por su hijo que no podía creer la recuperación de su papá. Los últimos días del tratamiento me platicaba Don Jose que se levantaba a las 6 de la mañana y se salía a su patio a barrer las hojas de los árboles que tienen en su patio, se ponía a recoger fruta, caminaba por todo el patio que era bastante grande. Cuando lo di de alta este señor ya era otro, salía de su terapia y hubo veces se sentaba en la sala de espera con nosotros a platicarnos de su niñez y juventud, ya era un placer para él y nosotros por supuesto, escucharlo platicar, con una voz fuerte, con energía, como si nunca hubiera estado en agonía! Un caso impresionante.., el ultimo dia que nos visitó en la clínica llegó toda la familia, esposa, hijos, hermanas, hermanos que habían estado visitando y siendo testigos de su recuperación, llegaron a darme las gracias, que si no hubiera sido por estos tratamientos Dn. Jose ya no estuviera entre ellos. Fue muy emotiva la visita de toda la familia en la clínica, uno no se puede imaginar a cuantas vidas estas tocando con cada paciente, Gracias a Dios primeramente, todo salió muy bien, mejor de lo esperado, y gracias a su hijo que confió en mi trabajo. Lo único que me queda por decir es que cada vida que se salva es una bendición, porque Dios lo hace posible. Yo unicamente me dejo llevar por el conocimiento y la experiencia en la materia, mas Dios es el "hacedor" de los milagros.

Este es uno de los tantos casos que he tratado de personas mayores, entonces resumiendo, ustedes se pueden preguntar, dónde quedaron todas las enfermedades que padecía por años Don Jose?, bueno simplemente el cuerpo las "resolvió", gracias a que empezó a recibir los elementos naturales como el agua, nutrición, homeopatía, suplementos de vitaminas y minerales, y todos los desequilibrios que traía a nivel energético se alinearon, se afinaron y el resultado fue recuperar la salud.

Yo soy testigo ocular y presencial de miles de diferentes casos, de todas las enfermedades conocidas como "incurables" para la medicina convencional que se han recuperado de la misma manera, sin ningún problema, gracias a que el cuerpo tiene ese poder curativo natural, solo hay que "activarlo" y los resultados increíbles no se hacen esperar!

EVITAR ENFERMEDADES
NO SUPRIMIRLAS

Todas las enfermedades adquiridas (que no naciste con ellas), son la expresión del "esfuerzo" natural del organismo para defenderse de "algo" que está provocando desequilibrios internos a cualquier nivel, sea físico, fisiológico, energético, mental o emocional. El cuerpo está luchando para deshacerse de lo que le está haciendo daño. El terreno extracelular es el ambiente en donde viven todas las células que componen nuestro cuerpo, es el terreno básico, donde ocurren todos los procesos y reacciones químicas de todas las funciones biológicas y fisiológicas del organismo. La naturaleza requiere un equilibrio en todos los aspectos para poder sostener la vida, la salud, la reproducción de todos los seres vivos. Así como funciona el mundo exterior, donde hay "leyes" para todo para que todo pueda funcionar, así mismo dentro de nuestro organismo existen "leyes" organizadas a nivel microscópico, que cuando no se cumplen o se ignoran de seguro es que más tarde se manifiesta a nivel físico y que conocemos como enfermedades. Las enfermedades son condiciones de acumulamiento de ácidos, radicales libres, toxinas, venenos de alimentos, bebidas, fármacos, etc. que impiden tarde o temprano las funciones vitales a nivel celular, organos, glandulas, tejidos, neuronales etc. Lo primero que se va agotando en cualquier enfermedad es el AGUA en el terreno extracelular.

Para que el cuerpo se sane lo primero que debemos hacer es ponerle agua limpia y fresca para sacar los ácidos y toxinas, destapar lo órganos "filtro", después viene la nutrición correcta corrigiendo los malos hábitos alimenticios, después ya podemos "cubrir" todas las deficiencias en cuanto a vitaminas y minerales se refiere, esta es la secuencia "lógica" del cuerpo para curarse.

Construir la salud, es lo mismo que construir un edificio. Primero tienes que "preparar" el terreno en donde vas a construir, despues deberas poner los Cimientos bien fuertes para que pueda soportar el peso y se sostenga por mucho tiempo, no lo puedes hacer al revés, jamás podrás construir primero las paredes y techos y luego hacer los cimientos y a lo ultimo preparar el terreno. Esta misma lógica aplica para construir la salud. Primero debemos limpiar el terreno extracelular a base de agua, después se le pone la nutrición correcta, de este modo los nutrientes ya podrán llegar al interior de la célula para nutrirla y fortalecerla. Una vez nutrida la célula nos daremos cuenta cual material necesita en cuanto a vitaminas, minerales, aminoácidos etc. para que siga construyendo células nuevas y reparando las células dañadas de tejidos, órganos etc.

Mientras no entendamos la importancia de practicar este MANTENIMIENTO INTERNO por lo menos cada 5 años, las enfermedades seguirán atacandonos cada vez a menor edad.

El cuerpo no se cura desde fuera hacia adentro, sino que la lógica dice que debe ser desde el interior hacia el exterior. De lo contrario lo único que sucede al tomar fármacos es "suprimirlas" como si con eso fueran a desaparecer, de lo contrario siguen haciéndose crónicas en el interior, van tomando fuerza, lo que al principio era un síntoma se hace crónico y le llaman enfermedad.

EL AYUNO

El ayuno es un método natural curativo usado desde hace siglos, para curar enfermedades, y consiste en dejar de ingerir alimentos por varios días, tomando agua natural. Este método lo practican de manera instintiva los animales cuando se sienten enfermos, por ejemplo los gatos, los perros, cuando no se sienten bien de salud lo primero que hacen es dejar de comer. Lo mismo pasa con el instinto en los bebés, dejan de comer aunque ellos no sean conscientes de ello, pero su naturaleza los lleva a dejar de comer para recuperar el equilibrio que por alguna razón han perdido. En ese momento su cuerpo está canalizando toda su energía en la desintoxicación, eliminación y renovación. Esto mismo nos ocurre cada noche mientras dormimos. O sea que el cuerpo se "reinicia" de forma automática todos los días. Por eso en la mañana puedes despertar con la boca reseca, la primera orina es más oscura y con olor fuerte, el humor corporal es más fuerte en la mañana porque el cuerpo estuvo haciendo trabajo de "expulsión de toxinas" por medio de la respiración y las glándulas sudoríparas toda la noche.

Por eso el descanso es vital cuando estamos enfermos, porque tenemos que darle ese tiempo al cuerpo para que haga ese trabajo. Aquí vemos que la inteligencia de la naturaleza nos enseña a que no debemos de comer o comer lo mínimo cuando estamos enfermos.

Aquí en occidente tenemos una idea totalmente opuesta a la naturaleza biológica de nuestro cuerpo...Aquí nos dicen: "tienes que comer para que te sanes", mientras que el cuerpo lo que necesita es LIMPIEZA INTERNA para curarse, no alimentos.

El ayuno, cuando se hace con el colon sucio, se convierte en una "pesadilla", porque el cuerpo durante el ayuno no recibe ningún alimento, entonces el cuerpo comienza a "comer" sus reservas. Normalmente la gente toma agua con limón y miel durante el ayuno, pero lo que no sabe es que esa agua tiene que ser filtrada en el colon a través de las heces fecales y será devuelta a la sangre, esa agua contiene toxinas, parásitos, venenos etc, lo que va a provocar una "crisis" curativa. Los síntomas de la crisis curativa pueden ser: mareos, debilidad, hambre voraz, falta de concentración mental, cansancio extremo, confusión, etc. el ayuno sin apoyo de un profesional en la materia puede ser hasta peligroso.

En cambio con la HIDROTERAPIA AVANZADA del Método D'Frederick, esos síntomas no ocurren, el paciente no tiene que dejar de comer, se hidrata inmediatamente y se recupera la energía natural muy rápidamente. Sus efectos son inmediatos, como la relajación del sistema nervioso lo que baja el estrés y la tensión muscular, la persona se siente más "viva" más motivada, energética. El Método D'Frederick no requiere que la persona esté enferma para practicarse, de lo contrario es la medida de prevención de enfermedades más eficaz y correcta de hacerlo de manera natural y segura, y tiene muchos más beneficios de lo que da el Ayuno tradicional.

LA NUTRICIÓN CORRECTA

Esta pregunta me la han hecho miles de veces mis pacientes, ¿Cuál es mi nutrición correcta?

O sea se refieren a que alimentos deben de comer para nunca enfermarse, estar en un buen peso, para tener siempre energía. Antes de contestar, tengo que comentar, el tema de la nutrición, así como el de las "dietas" es un negocio millonario por sus ventas, pero a la vez es el más "fracasado" en cuanto a buenos resultados se refiere en este país. El hecho de que una dieta o plan nutricional se ponga de "moda" no significa que es la correcta para todo mundo, a unas cuantas personas les sentará bien, pero al resto que viene siendo la mayoría no tendrán ningún beneficio. Esto es gracias a que estamos tan acostumbrados de que todos los artículos que consumimos en este país y en muchas partes del mundo caen bajo la Ley del consumismo.

Un artículo de consumo diario se "globaliza" para que todos en general lo consuman, como pasa con los teléfonos celulares, la ropa, calzado, automóviles etc. hoy en día todo cae dentro de la globalización para beneficio de las grandes corporaciones y compañías de servicios. La globalización no tiene nada de malo mientras se trate del uso de artículos materiales. Pero donde no tiene nada que hacer es en cuanto a la nutrición y a la salud se refiere.

El cuidado de la salud no se debe "globalizar", como lo hace el sistema de la medicina convencional, donde tratan a todo mundo con la misma "pastilla" para "X" síntoma o enfermedad.

Por eso existe tanto error y fracasos dentro de la práctica de la medicina convencional porque han globalizado la práctica por razones de intereses económicos, claro está, no por razones de salud. Volviendo al tema de la nutrición, que también está globalizada. Todos conocemos a nutriólogos que dan "consejos" de salud por medio de la radio o la televisión. Ellos también han caído en la globalización, porque se "vende" más y se gana más dinero de esa manera, pero no están enfocados en la salud realmente, porque la salud es "única" en cada ser humano, por la sencilla razón de que cada ser humano es una pieza "única", con características físicas semejantes aparentemente, pero con energía (alma) diferente! No existen en el mundo 2 personas exactamente "idénticas", ni siquiera los mellizos son iguales, aunque nazcan juntos, son dos pensamientos y sentimientos diferentes. Así de especiales y únicos somos los seres humanos. Entonces porque se nos trata como si fuéramos una manada de ovejas en el tema de la salud? La práctica de la medicina natural respeta ese principio universal, de que cada persona es un caso especial y por lo tanto se le debe de "hacer" el tratamiento y la nutrición a su medida, enfocándose solamente en las fallas biológicas, y en las deficiencias en sus sistemas del organismo, sin que este sufra ningún daño o agresión con métodos invasivos.

La nutrición humana debe ir cambiando según la edad, no podemos seguir comiendo lo mismo como cuando teníamos 10 ni 20 años, que cuando ya hemos cumplido más de 40 0 50!. El cuerpo va cambiando con la edad, dependiendo del "mantenimiento interno" que haya tenido a través de los años va a ser la calidad de vida y salud que tengamos cuando seamos mayores.

Por ejemplo si a una persona de la tercera edad, que nunca acostumbro tomar Jugos verdes, de repente empieza a consumirlos, lo más probable es que "le caiga mal", porque su cuerpo no va a "reconocer" tanta carga de enzimas naturales, y va a provocar "hinchazón" en el vientre, gases, incomodidad estomacal, puede tener una subida de presión arterial, de glucosa en la sangre, etc. porque su cuerpo no está "equipado" con las enzimas de los vegetales y va a tener una reacción "negativa".

Para que una persona cambie a una dieta mejor, el cuerpo debe "prepararse" antes con una buena desintoxicación, una buena hidratación, para sacar todo el material tóxico del cuerpo y de la sangre, después se va introduciendo la nueva nutrición poco a poco, así el cuerpo tiene la oportunidad de "reconocer" la nueva química natural a procesar, y se irá adaptando a la nueva química de sustancias naturales, a nivel sanguíneo, celular, y de todos los sistemas. Así es como funciona la nutrición en el cuerpo. Una buena y correcta nutrición a cualquier edad, nos da primeramente una salud de hierro, nos protege de todas las "enfermedades adquiridas", y sobretodo nos brinda un bienestar total a nivel físico, mental y emocional.

PREGUNTAS MÁS FRECUENTES

¿Por qué la hidroterapia avanzada debe ser por vía rectal y no por vía oral?

R= Por la razón de que nuestro cuerpo reabsorbe el agua a través del colon para hidratarnos. El agua tomada vía oral, llega muy poca cantidad al colon además que se mezcla con ácidos, alimentos, enzimas etc. la cual ya no está tan pura para ser reabsorbida. Además hay otra razón que explicó al principio.

2. ¿Cuáles son los síntomas de la acidez en el cuerpo?

R= La acidez se da a nivel de la sangre, lo que llamamos PH. Sus síntomas son: Depresión, inflamaciones, cansancio, infecciones, diabetes, cáncer, etc.

3. ¿Qué se puede hacer para quitar o prevenir la acidez?

R= La forma más rápida y segura es con la hidroterapia avanzada o el Método D'Frederick, que ya he explicado anteriormente.

4. Por que se me cae el pelo sin razón aparente?

R= Aparentemente por fuera no pasa nada, pero eso significa que:

a) Esta deshidratado
b) Tiene alguna infección el cuero cabelludo

c) Falta de nutrientes

d) Uso de productos químicos.

e) Se puede estar gestando un cáncer.

5. Es bueno tomar vitaminas si ya estoy entrando a los 45 años?

R= Primero se recomienda hacer una buena limpieza interna, hidratación y nutrición, después de esto se investiga qué deficiencias de vitaminas tiene. Los suplementos nutricionales no se recomienda tomarlos nomás porque sí, sin investigar cuales necesita el cuerpo.

6. Existe diferencia entre la medicina natural que venden en mercados o farmacias con la medicina que usted receta en el consultorio?

R= Definitivamente que sí. La medicina que se "vende" en el comercio normalmente es muy baja en vitaminas o propiedades curativas, para competir con otros precios. La medicina o remedios que yo receto vienen de laboratorios naturales y certificados.

7. El Método D'Frederick es para todo mundo, o de qué edades se recomienda?

R= Si es para todos los que califiquen. Por ejemplo las personas que ya no califican son:

a) Los que ya han sido operados del colon.

b) Las mujeres embarazadas

c) Las personas con marcapasos
d) Los que sufren de epilepsia
e) Los niños menores de 6 años de edad.
f) Los que sufren de incontinencia de colon, o urinaria.

8. ¿La hidroterapia avanzada destruye la flora intestinal?

R= Absolutamente que no. Sino todo lo contrario, entre más limpio se mantenga el colon de parásitos, bacterias coliformes, hongos etc. más rápido reproduce su flora intestinal, y sistema inmune, más rápido reabsorbe el agua, etc.

9= El colon no se "acostumbra" a la hidroterapia y después no quiera trabajar por sí solo?

R= Definitivamente no. Ese es un mito que muchas personas tienen acerca de la hidroterapia avanzada. De lo contrario con las hidroterapias, el colon "hace ejercicio" y el músculo se fortalece cada vez más, quedando como nuevo.

10. ¿ Hasta dónde llega el agua de la hidroterapia?

R= El agua llega después de varias sesiones hasta el colon ascendente, donde se encuentra el apéndice, de ahí no pasa, ya que tenemos la válvula ileocecal que cierra el paso donde se unen el intestino delgado y el colon.

11. Una persona con cáncer que ya ha tomado quimioterapias, podría hacer este tratamiento?

R= Absolutamente que sí. Este tratamiento lo que hace es "reforzar" las defensas del sistema inmunológico, levanta las plaquetas de la sangre que han sido destruidas por la quimio, saca los residuos contaminantes de los químicos, se le ayuda con la nutrición correcta, etc. Muchos de mis pacientes que han llegado en esas condiciones se han "salvado" de los efectos nocivos de las quimioterapias.

12. Cómo es que Ud. se da cuenta de la condición interna sin hacer estudios clínicos?

R= Yo uso un método mucho más exacto y creíble, que es el examen Iridológico.

La Iridología es una ciencia muy antigua en la que se aprende a "leer" el iris del ojo. Iris es como el monitor del cuerpo, ahí se refleja todo lo que está pasando en los órganos, glándulas, sistemas, cerebro etc. enfermedades físicas como mentales y emocionales. Es más exacto lo que el cuerpo "revela" en vivo, que cualquier aparato o máquina. Obviamente se necesita mucha práctica y conocimiento en la Iridologia.

13.Por que en los hospitales no usan este método de limpieza del cuerpo?

R= Porque ellos no entienden la biologia y fisiologia del cuerpo humano como un todo interconectado, que trabaja con energía, ellos estudian los químicos para matar parásitos y virus, como lo son los antibióticos, mucho menos entienden la energía de la conciencia inteligente de las células que contiene la programación de la Autocuración.

14. Yo había ido con varios naturistas antes de llegar aquí con Ud. y ninguno me había hablado de la hidroterapia, porque?

R= Porque no todos estudian a fondo para curar el cuerpo. El conocimiento del naturismo está muy disperso. Todo lo enseñan individualmente, por ejemplo: una persona solo puede estudiar homeopatía y ya se dice "doctor homeopático". La homeopatía es una "parte" de la medicina natural muy buena pero no es suficiente para arreglar problemas como enfermedades crónicas y degenerativas. El cuerpo humano es muy complejo y requiere de la combinación de varias terapias para lograr un resultado efectivo. Además de que la hidroterapia avanzada es la "base" para que el proceso de autocuración se active.

15. Es cierto que con la cirugia de prostata se evita el cancer de la misma?

R= Por supuesto que no. Eso es una mentira. La cirugía de la próstata se trata solo de extraer su médula, como si fuera un aguacate, pero la cáscara externa que la guarda la dejan ahí, y es ahí donde el cáncer se puede presentar. Aparte tiene un riesgo muy alto de que el hombre quede con incontinencia urinaria después de la cirugía.

16. ¿Cómo puedo saber qué vitaminas comprar para tomar?

R= Para tomar vitaminas necesita conocer cuales necesita, si no sabe, no las tome. Mejor vaya con un naturista que la examine y él le dirá lo que su cuerpo necesita.

17. ¿Qué tanto ayuda la dieta en la sanación de enfermedades?

R= La nutrición es muy importante obviamente porque de ahí el cuerpo puede sacar todo el combustible para producir energía y mantenernos vivos. Pero antes de nutrirnos tenemos que hacer varios arreglos para que los nutrientes lleguen a su destino que es el interior de la célula. Primeramente debemos de limpiar todo el ácido que se ha acumulado alrededor de las células, a donde van a llegar los nutrientes a esperar su turno de entrar a las células, y también debe estar bien hidratado el terreno fuera de la célula. Si no hay ese trabajo "previo" los nutrientes se pueden perder gran parte por culpa del ácido extracelular, y no llegar hasta su interior. Esto quiere decir que aunque "coma" bien no significa que todo se va a absorber bien, porque si el intestino está muy sucio, esos nutrientes no llegan completamente a su destino que es la célula.

18. Es cierto que los vegetarianos son más sanos?

R= No, no necesariamente. La mayoría pueden presentar deficiencias nutricionales por la falta de ingesta de carnes y productos lácteos. Aunque tengan motivos o razones filosóficas...El cuerpo no entiende de filosofías. Hasta el día de hoy no hay ningún estudio científico que afirme que comer productos de origen animal sea dañino para la salud. Obviamente bajo control y equilibrio, se pueden consumir, porque el cuerpo necesita de esas proteínas.

19. Entonces la carne roja no es mala?

R= Nunca lo ha sido, de haber sido mala, la humanidad no hubiera continuado después de la era de los cazadores que solo carne tenían para comer. La razón por lo que se ha hecho todo un mito de esto, es porque a causa del estreñimiento, y la mala digestión, la carne roja principalmente se tarda más en ser digerida y eliminada del cuerpo. Pero no es por culpa de la carne, sino por el mal funcionamiento del cuerpo que ya no tiene suficiente agua, y todas sus funciones se retrasan. Cuando un cuerpo está bien hidratado, tendrá buena digestión, buena absorción y buena eliminación, y de esa manera no hay ningún problema con ningún alimento.

20. Entonces aplica esa explicación de la carne a tomar leche de origen animal?

R= Correcto. Pero hay que aclarar algo, según el metabolismo de cada persona será la cantidad y la frecuencia con la que puede comer productos de origen animal. Es cierto que muchas personas no son "afines" a los lácteos o carne roja, porque su metabolismo es así. Aquí, quien decide es su cuerpo, no Usted. Por eso es muy importante conocer nuestro metabolismo, si no lo conoces siempre vas a estar poniendo el combustible equivocado, y eso se transforma en enfermedad tarde o temprano.

21. Entonces no hay alimentos malos?

R= No hay alimentos malos o buenos, sino más bien hay alimentos "afines" o "perfectos" para cada organismo. Lo que a Ud. le puede caer como una bendición, para otra persona puede ser un veneno para su cuerpo. Por eso hay que informarse correctamente y saber que le viene bien a uno para su salud. Las frutas, verduras o vegetales, así como hierbas naturales contienen miles de diferentes sustancias químicas que tienen efectos inmediatos. Por ejemplo: el ajo, el apio, bajan la presión arterial. Si una persona "hipotensa" los consume en exceso puede ser peligroso, porque la presión baja es más mortal que la presión arterial alta.

22. ¿Cuál es la causa de la presión alta o hipertensión?

R= La presión alta o hipertensión es la condición más común hoy en día, 8 de cada 10 personas mayores de 35 años, ya sufren de presión alta. La presión alta NO es una enfermedad, es una consecuencia de varias razones: La deshidratación. Cuando al cuerpo le falta agua, la sangre se hace más "espesa" entonces el corazón se esfuerza más para poder enviarla a todos los rincones del cuerpo, principalmente al cerebro. Otra razón es: cuando los órganos "filtro" que son los encargados de sacar las toxinas del cuerpo están tapados, pues la sangre se contamina también y no puede llevar suficiente oxígeno hasta las células. Entonces la solución aquí no es "medicar" de por vida a la persona. Solamente limpiando el cuerpo internamente con agua, la sangre se hidrata de inmediato, los órganos se limpian y se destapan, entonces la presión arterial se controla.

23. Doctora, que nos puede explicar sobre las enfermedades venéreas?

R= Las enfermedades venéreas son las transmitidas por contacto sexual que atacan a

Los órganos reproductivos del hombre y de la mujer. Son infecciosas y contagiosas. Su tratamiento en la naturopatía es igual que cualquier otra enfermedad. Requiere el mantenimiento interno porque un virus, hongos o bacterias se van a desarrollar en un ambiente ácido y tóxico, desnutrido y deshidratado, entonces los pasos a seguir serían los mismos como si se tratara de un cáncer por ejemplo y usando antibiótico natural como son los tratamientos hechos de aceites esenciales, según sea el caso.

Las enfermedades venéreas más comunes son: VPH, virus del papiloma humano, Gonorrea, sífilis, clamidia, herpes genital, etc.

24. Doctora, Ud, cree en el "empacho"?

R= Por supuesto que no nomas creo, sino que lo resuelvo, con mi método de hidroterapia avanzada y masaje si es necesario. Más adelante viene una pagina en donde hablo de el Empacho.

EL EMPACHO

La medicina del pueblo son recetas, técnicas, conocimiento ancestral de la medicina natural que se han venido pasando por generaciones entre familias, por curanderos, sobadores, barberos etc, para curar muchas "enfermedades" que la medicina convencional hasta el dia de hoy no "acepta" que existen y mucho menos que se pueden curar sin necesidad de tratamientos convencionales, como lo es el "empacho", la "mollera caída" el "susto" etc.

En esta ocasión voy a hablar del padecimiento "más común" tanto en niños como en adultos que es el "empacho". Desde generaciones pasadas como en la actualidad los padecimientos en el ser humano, "SON LOS MISMOS" lo que ha cambiado es la práctica de medicina natural a la medicina convencional o química, impuesta por el sistema de salud, y por obvias razones no ha funcionado. La humanidad siempre ha tenido la necesidad de alimentarse, y eliminar los desechos alimenticios después de la digestión y absorción de nutrientes. El diseño del cuerpo humano sigue siendo el mismo desde hace miles de años, y todavía en el siglo 21 no lo conocemos ni entendemos.

En la antigüedad así como hace décadas este conocimiento era más "doméstico", las abuelas siempre tenían el "remedio casero" para cualquier síntoma agudo, que resolvieron sin ningún problema sin ayuda de un médico de hospital. Esto se ha venido perdiendo tristemente por la imposición de un sistema de salud globalizado y la práctica de una medicina química fabricada por la mano del hombre.

Entonces vamos a ver que es el "empacho" hoy en día. La medicina natural que practicó de forma profesional, con bases y estudios científicos, no borra, ni echa por la borda los conocimientos y prácticas ancestrales que aprendí desde muy temprana edad como lo es "sobar" el empacho, la mollera caída etc. sino todo lo contrario, el conocimiento de la naturopatía me "reafirma" y he comprobado por muchos años que este padecimiento del "empacho" es una realidad en el ser humano y existen técnicas y remedios naturales caseros para curarlo en etapas tempranas. El "EMPACHO" es el término con que se le conoce en mi país México, aunque cada país le llaman diferente, pero se conoce en todo el mundo.

El empacho son trastornos digestivos que se caracterizan con muchos diferentes síntomas, como pueden ser:

Estreñimiento
Diarrea
Vomito
Distensión abdominal (vientre inflamado)
Dolor de estomago
Mocos, flemas.
Gases malolientes
Eructos
Fiebre intestinal (panza caliente)
Evacuaciones con mucosidades
Falta de apetito

Palpitación abdominal

Ansiedad

Abultamientos o bolas en el vientre etc. etc. Todos estos síntomas son propios por lo general de un "empacho" que se puede presentar en un bebe hasta un adulto mayor. Para el empacho "no hay edad". Cuando el empacho es atendido en sus etapas tempranas es muy fácil de resolver con técnicas caseras como "sobar". Cuando el empacho se hizo crónico, o sea que ya tiene más de 6 meses los síntomas, se tiene que consultar a un naturista profesional que sepa y entienda de esto. Porque tristemente y también por "comodidad" muchos doctores naturistas solo se dedican a "recetar" como si la medicina hiciera todo el trabajo por sí sola. Todos estos síntomas en medicina convencional los "etiquetan" como enfermedades con diferentes nombres: "gastritis, dispepsia, síndrome de colon irritable, sindrome de intestino poroso, enteritis, divertículos, hernia del hiato, esofaguitis, gastroenteritis, Helicobactery Pylori (bacteria), etc. y en últimas instancias cuando el problema es "imposible" de resolver lo etiquetan como "cáncer de colon". Obviamente si el empacho no es atendido, con el tiempo si llega a producir la muerte, el empacho si puede matar a la persona, pero no estoy diciendo que hay que salir corriendo al hospital, porque ahí "no lo resuelven".

Por esta razón tenemos que buscar a esas personas que tienen ese conocimiento y experiencia de como "sobar" el empacho, y también aprender de ellas, que ese conocimiento no se extinga, las nuevas generaciones pueden aprender, cualquiera puede hacerlo, es muy fácil, se pueden salvar muchas vidas con ese conocimiento ancestral.

En mi consultorio todos mis pacientes se han "asombrado" cuando les digo que tengo que sacarlos de "empacho" cuando la hidroterapia no logra despegar las heces o el empacho (es lo mismo), tengo que auxiliarme con el masaje en el vientre para estimular el plexo solar o sistema parasimpático e inmediatamente después del masaje aplico la hidroterapia del colon con mi método, no hay empacho que se resista.

Ahora hago la aclaración que no todas las personas que sufren de estreñimiento están empachadas. El colon puede estar lleno de heces fecales viejas y causar síntomas más no necesariamente se trate de empacho. El empacho es cuando las heces fecales con el tiempo se llegan a "encarnar" en la pared del intestino, formando bolitas, o tumores en los que están involucrados el sistema nervioso, circulatorio, inmunológico etc. y no se trata nada más de una constipación o estreñimiento. Muchas personas quieren resolver este padecimiento tomando laxantes o purgas de venta libre, los que provocan una deshidratación que viene a afectar a los riñones, por la falta de agua en el cuerpo. Tampoco es recomendable tomar leche de magnesia, fibras, hierbas o aceites, sin saber al respecto, porque se van a dañar más. Esto lo debe resolver una persona con conocimiento y experiencia (aunque no sea doctor) pero si, tiene la experiencia porque se ha dedicado a esa práctica por mucho tiempo, entonces sabe lo que hace, porque la práctica es la mejor escuela.

El empacho tratado en un hospital convencional va a ser diagnosticado como "cáncer" sea de colon, estomago, esofago etc. pero al fin "cáncer", y la historia a seguir ya la conocemos.

El empacho o cáncer puede ser "EXPULSADO" del cuerpo con tratamiento natural, principalmente con mi Método D'Frederick es especial para ese padecimiento, logrando que el cuerpo restablezca la salud en mucho menos tiempo por la variedad de terapias y medicina natural combinadas con el mismo propósito.

El "empacho" es una realidad del sistema gastrointestinal, y es 100% curable en etapas tempranas, y con las terapias correctas.

LA NATURALEZA

Este libro tiene la intención más que de informar o recetar, la de tomar conciencia, retomar y rescatar un conocimiento importantísimo para nuestra salud y vida, como lo es el entendimiento de nuestra esencia natural, y su medicina. Aquí encontrará cómo funciona el Método D'Frederick, qué es y que cura. Todo basado en conocimiento ancestral, milenario, conocimiento que ha sido desvalorizado llamándolo "medicina Alternativa" por la ciencia moderna, cuando de alternativo no tiene absolutamente nada. Sino todo lo contrario es la medicina "primaria", "básica" para el proceso curativo del cuerpo humano, y la prevención de todas las enfermedades adquiridas durante nuestra vida. Aquí vamos a desvelar muchos "mitos" que han sido impuestos por la misma ciencia "controlada", por la codicia monetaria de muchos, que no les importa ni respetan la vida, ni la naturaleza.

Gracias a que la naturaleza no "firma" contratos, ni hace "concesiones" con nadie, sigue estando a nuestra disposición, en toda su magnitud. Solo tenemos que reconocer y hacer uso de los cuatro elementos universales: el agua natural, aire, sol y tierra, para tener una vida saludable, sin enfermedades, esto es un "derecho" universal que la civilización se ha encargado que "olvidemos" y que dependamos más de lo artificial, porque lo natural no se puede comercializar. Nadie puede comercializar con el Sol, porque sale para todos, sin excepción, ni con el aire, el agua, la tierra. Estos elementos nos pertenecen, hagamos uso de ellos para nuestra salud. Seguimos siendo parte de la naturaleza, no la podemos "ignorar" porque nos pasará factura, tarde o temprano, una factura con saldo de "enfermedad" o en el peor de los casos de "muerte".

CASO #1: CANCER DE PULMON

Paciente: Sra, Sara M.
Diagnostico: Cancer de pulmon
Edad: 45 años

Corría el año 2004 cuando recibí una llamada de un paciente preguntando si podría ayudar a su mamá. Ella se encontraba en la ciudad de Puebla, México. La sra. Sara tenía 6 años sufriendo de dolor en el pulmón derecho, había sido diagnosticada con cáncer de pulmón y había tomado ya varios tratamientos de quimioterapia, radiaciones y fármacos para el cáncer, todo esto ocurría en la capital de México, el DF.

El Sr. Antonio mi paciente aquí en USA me pidió le hiciera un tratamiento para mandarselo a su mama hasta Puebla, ya que ella no podía viajar hasta este país y su hijo no podía salir del país, era por demás una situación lamentable, ya que había recibido la noticia de que a su madre la habían desahuciado en el hospital de la Cd. de México por el internista y el oncólogo, pronosticando que le quedaban únicamente 2 semanas de vida, por lo que la mandaron a su casa a pasar sus últimos días con su familia. Yo la verdad no hago esos servicios a larga distancia, porque lo más recomendable es ver y tener al paciente en persona para poder revisar y dar un diagnóstico correcto, pero viendo tanta desesperación en mi paciente que me lo pedía con lágrimas en sus ojos, no pude negarme a intentarlo.

Acordamos que yo podía consultar a su mamá por teléfono, al menos que me dijera sus sintomas, a mi no me interesaba el diagnostico que tenia de los doctores por seis años, yo necesitaba saber cómo se sentía ella en esos momentos para prepararle la medicina y los remedios naturales que necesitara, y así fue, 4 dias despues tuve la oportunidad de consultar a la Sra. Sara por teléfono. Ella se encontraba en su casa de Puebla, yo aquí en Los Angeles, CA.

Empezamos a conversar...yo podía escuchar una voz sumamente débil, cansada, con mucha dificultad para respirar, que tenía ella que hacer pausas para continuar hablando, era muy preocupante oírla, cualquiera hubiera jurado que esa persona estaba agonizando! Y pues prácticamente así era! Su presión arterial era demasiado alta que ya no cedía ni con los medicamentos que le habían recetado, sus riñones ya casi no le respondian, su corazón estaba tan débil que no podia caminar mas de 4 metros porque ya no soportaba el ahogamiento por la falta de aire para respirar, su dolor en el pulmón derecho era insoportable. La dosis de morfina con lo que amortiguaba un poco ya no las tenia mas. Y está por demás decir que no contaba con un solo cabello en su cabeza por el efecto secundario de tanta quimioterapia que había tomado en el hospital.

Este era el panorama de la Paciente Sara, su hijo de 7 años que le quedaba con ella lo dio en adopción para que no quedara desamparado. Una vez que hablé con ella, me di a la tarea de mandarle hacer sus remedios homeopáticos a un laboratorio con el cual trabajo. A los días se le pudo enviar el primer tratamiento que llevaba 18 diferentes remedios homeopáticos, tinturas madres, suplementos nutricionales, desintoxicantes para la sangre, y un régimen alimenticio de acuerdo a su padecimiento.

Era todo lo que yo podía hacer en esos momentos, y darle un seguimiento por supuesto que era indispensable no dejarla sola. Yo hablaba con ella 2 veces a la semana, para guiarla a distancia y darle apoyo moral necesario para que su ánimo no decayera más, pues en realidad era una mujer muy joven que podía rescatar su salud, aunque requiere mucha paciencia y disciplina.

Después de 2 meses de tratamiento mi paciente me llama una mañana para contarme lo que le estaba pasando. Aclarando que ya en esas fechas la paciente podía conversar mucho mejor, se agitaba mucho menos desde aquel primer día que conversé con ella. Me llamó esa mañana y me dijo: Doctora quiero comentarle lo que me esta pasando...le digo, si la escucho, que pasa? Yo estaba a la expectativa pues estaba consciente de que tenía un caso sumamente delicado en cuanto a su salud, estamos hablando de una mujer de 45 años, con cáncer de pulmón y desahuciada por los mejores internistas y oncólogos de la Cd. de México, era un diagnóstico por demás confirmado.... Y me empieza a decir que tenía dos noches que ella despertaba en la madrugada con unas nauseas horribles y vomitaba a tal punto que no le daba tiempo de levantarse de la cama al baño. Ahí en la almohada arrojaba por la boca una masa negra, aceitosa, con mucosidades, sangre vieja, y un olor fétido que no se soportaba...le pregunto: ¿le da dolor? Me contesta, no, le da temperatura? Y contesta, no,. En ese momento comprendí la maravilla del cuerpo humano. El cáncer de pulmón derecho estaba siendo "arrojado" por la boca!!! Sin la menor molestia, eso fue impresionante para mi, y lo digo con toda honestidad, eso me indicaba claramente que el caso de cáncer estaba a punto de resolverse de manera natural. La paciente siguió por varios días arrojando esa masa cancerosa, más o menos por un mes y cada vez era menos la cantidad que arrojaba. Los demás síntomas que la paciente presentaba al principio ya habían sido corregidos, ella ya comía sus alimentos de manera normal, una dieta muy estricta por supuesto, ya hacía del baño por sí sola, el dolor de pulmón fue desapareciendo dia con dia, y su presión se fue normalizando satisfactoriamente.

El tratamiento natural continuó por varios meses para fortalecer sus sistemas de todo el daño que las quimioterapias habían dejado, principalmente en el sistema inmunológico estaba muy danado, así como el sistema nervioso y hormonal. Todo el tratamiento duró un año y 4 meses. La última llamada que tuve con la Sra. Sara, ella por el celular me dijo: mire doctora voy a correr unos quinientos metros para que Ud. vea que ya no me agito y puedo respirar bien...y así fue, ella corrió y corrió y seguimos platicando, obviamente se canso lo normal pero no tuvo ningún problema para respirar, ni tampoco presentó ningún dolor en el pulmón.... Ese día la pude dar de alta como paciente!...Tiempo después su hijo que vive en este país me mostró una foto de su mama con una cabellera larga, hermosa y sana. Todo su cuerpo se renovó prácticamente quedó más joven y sano del cáncer. Después me enteré por su hijo que su mamá recuperó al niño que había dado en adopción cuando la desahuciaron! Pero Dios cambió los planes a los médicos y hasta este momento mi paciente vive sana y feliz, por lo que yo puedo dar fe que la medicina y los tratamientos naturales hacen que la gracia de Dios se manifieste en todo su esplendor cuando se hacen con el debido conocimiento y respeto, y yo he quedado agradecida con mi paciente y con Dios por esa oportunidad de presenciar esa maravilla de la naturaleza del cuerpo humano llamado: Poder autocurativo.

Paciente: Sr. Jose L.
Diagnóstico: Falla renal
Edad: 62 años

En el año 2008, llegó a mi clínica un paciente con problemas renales, había sido referido a la clínica de diálisis para empezar su tratamiento, a lo que el Sr. Jose decidió no tomarlos ya que no creía en su recuperación ahi porque tenia conocimiento de casos de familiares que habían pasado ya por la diálisis y no se habían recuperado, ellos habían muerto.

Empezamos el tratamiento para los riñones primeramente con la desintoxicación, pues había que destapar primero todas las vías de eliminación del cuerpo para que la medicina llegará a su destino final que eran las células.

En una de las terapias de colon avanzado en la que íbamos, el sr, Jose me comentó y me mostró un tumor que tenía en el costado izquierdo a la altura de las últimas costillas, le quedaba prácticamente a la altura de su codo, el tumor era del tamaño de una toronja mediana.

Este señor me contó la historia de ese tumor. Él se había caído en la tina del baño hacía 15 años atrás, por un tiempo le dolió el golpe y el tumor crecía muy lentamente, hasta que se animó a ir al doctor al hospital. Ahí le hicieron varios estudios, hasta que le dijeron que su tumor era canceroso que tenía que operarse, obviamente el sr Jose no aceptó, y prefirió quedarse así hasta que Dios decidiera otra cosa.

El fue a mi clínica por el problema de los riones, mas no por el cáncer, porque pensó que no había ya nada más que lo pudiera curar, pero en el fondo Él andaba buscando una solución, si le preocupaba, si tenía miedo de morir. Escuche toda la historia pero continúe con las terapias establecidas de antemano para los riñones, de los cuales se iba recuperando muy rápido. Llevábamos casi ya tres meses de tratamiento para los riñones cuando un dia lunes del mes de Agosto, hacía mucho calor, llego mi paciente a su terapia de rutina y me dice: doctora necesito contarle algo que me paso el sabado en la noche, haber Ud, que opina, le digo sí cuénteme qué le pasó? Me dice: el sábado en la tarde ya casi para anochecer me di un baño, y salí y me puse a ver la televisión, como hacía mucho calor me quedé sin camisa ahí sentado frente al televisor.... Cuando de repente siento algo que me empieza a correr encima del estomago, era un liquido caliente amarillo-verdoso, y me asuste mucho porque yo no sabia de donde venia, corri hacia el espejo del bano para buscar el por que me estaba pasando eso, y me di cuenta que del mi seno izquierdo seguia saliendo ese liquido! Entonces se me ocurrió aplastar el tumor de mi costado y el líquido aumento al salir. Venía del tumor canceroso!!!

Pero como no me dolia ni tenia ninguna molestia al hacerlo, seguir exprimiendo ahora sí con toda intención y cual seria mi sorpresa que ese tumor se me vació prácticamente; me decía el sr Jose con una cara de asombro, desconcierto. Y me muestra la parte donde estaba el tumor y pues yo tambien me sorprendi porque ahi parecia que nunca había existido nada! No había mancha en la piel, ni inflamación, ni dolor...nada de nada!!! Ahi entendi que la desintoxicación a nivel celular que le estábamos haciendo al sr. José para recuperar sus riñones, no nomas estaba actuando ahí, sino que en todo el cuerpo, al tener las herramientas necesarias que eran el agua y la medicina natural el cuerpo pudo hacer una limpieza general sacando ese cáncer por las vías de los vasos linfáticos que contiene los senos en hombres y mujeres. O sea que el cuerpo saca lo que no necesita a través de cualquier vía que él decida.

Con este caso me fue más fácil entender el por qué, aunque yo no lo esperaba, porque no me estaba enfocando en el cáncer del sr. jose, Él nunca pidió un tratamiento específico para el cáncer, pero había sucedido otra vez, una vez más la naturaleza nos sorprendía con su magnificencia e inteligencia. Al cumplir los cuatro meses de tratamiento el Sr Jose salió curado de sus riñones y del cáncer, así de maravilloso es el cuerpo cuando se le da el mantenimiento necesario de manera natural. Este caso también me dio mucho conocimiento y experiencia, y me encantó gracias a mis pacientes he aprendido mucho de cómo trabaja el maravilloso cuerpo humano, porque una cosa es toda la teoría que te enseñan en las escuelas, y otra muy diferente es la realidad con los casos ya con pacientes reales.

Igualmente mi agradecimiento al Sr. José por su Fe y confianza que depositó en mí desde un principio del tratamiento.

Aclaro que no puedo poner en cada caso los tratamientos porque cada paciente es diferente, con diferentes necesidades biológicas, y no es mi intención dar recetas, lo que trato de compartir aquí es que siempre debemos darle el valor al poder autocurativo del cuerpo que es impresionantemente poderoso antes de empezar a envenenarlo más con químicos, que lejos de curar dañan lo que aún está vivo en el cuerpo.

CASO #3: CANCER DE PIEL

Paciente: Mr. Brown S.
Edad: 58 años

Este caso fue en el año 2009, llego a mi clínica el Sr.Brown, con problemas de obesidad y diabetes. Mr. Brown, un americano anglosajón, llegó a buscar ayuda para la diabetes y el problema del estreñimiento. Empezamos el tratamiento, al comenzar le suspendí todas las pastillas que por años había tomado para "controlar" la diabetes. Pastillas que ya le estaban haciendo daño los efectos secundarios, pues se sentía cada vez más enfermo.

Cuando Mr. Brown llega a mi consulta, me cuenta que había sido diagnosticado con cáncer en la piel, principalmente en la nariz se le notaba muy inflamada, y me comentó que le estaba "creciendo", su nariz se notaba muy abultada, color rojizo, a veces se tornaba color casi violeta. Las mejillas ya empezaban a inflamarse también. El diagnóstico de los médicos era cáncer de piel y esperaban el curso de la enfermedad hasta que pudiera ser operado con cirugía estética de reconstrucción. A él le habían hecho unos tratamientos de quimioterapia que lo habían debilitado mucho en su energía, meses atrás, de los cuales pudo recuperarse a base de mucha nutrición saludable, pero seguía batallando con la diabetes y sobrepeso.

Cuando empezamos el tratamiento de limpieza y desintoxicación, lo primero que se equilibró fue el nivel de glucosa, ya no necesito de las pastillas del doctor, le asigne una nutrición correcta y así seguimos con el tratamiento de limpieza de colon y desintoxicación.

A la mitad del tratamiento, habían pasado escasos 2 meses cuando ya se le notaba un alivio, desinflamación en su piel, la nariz del Sr. Brown comenzó a reducirse de una manera natural, que era increíble ver como la piel se iba recuperando a su estado normal. Al final del tratamiento, la diabetes había desaparecido, el problema de estreñimiento también, y su nariz estaba en su estado normal. Mr. Brown nunca se imaginó que el tratamiento para su estreñimiento y diabetes iba a deshacer prácticamente el cáncer de piel! Su aspecto cambió de manera increíble, pues ni yo me imaginaba que el cáncer iba a desaparecer sin necesidad de ninguna medicina. Estos casos vistos desde fuera parecen milagros, pero tienen una explicación lógica, que más adelante explicaré a detalle.

Mr. Brown quedó muy agradecido, muy feliz, porque su cáncer había desaparecido con el mismo tratamiento, y sin costo extra! Para mi fue una satisfacción muy grande que igual yo quede agradecida por la experiencia y el aprendizaje.

Así fue como fui "conociendo" la maravilla del poder autocurativo del cuerpo, esto solo se ve y se aprende en la práctica, no se aprende en los libros o la teoría de la escuela. He visto cientos de casos diferentes de cáncer que han sido "desaparecidos" por el mismo cuerpo. Es una maravilla.

Paciente: Juan Manuel R.
Diagnóstico: Incontinencia de Colon
Edad: 8 años

Este caso trata de un niño de 8 años, el cual había sido diagnosticado por los médicos alópatas de incontinencia de Colon. Dado que hasta esa edad el niño se "hacía" en los pantalones, los médicos le dijeron a la madre del niño que tenían que operarlo, hacerle una colostomía. La colostomía consiste en "cortar" la parte del recto (en este caso), y poner una bolsa en el vientre para recoger toda la materia que el colon expulsa. Ese día que llegaron a mi consultorio, venían del hospital de una cita de rutina, antes de la cirugía, ya que una persona conocida que se encontraron en el camino les recomendó venir a verme. Así fue, los atendí ese mismo día, y la mamá me contó la historia del niño, que desde los 2 años de edad sufría mucho de estreñimiento y cuando llegaba a "hacer" no sentía, no le avisaba su cuerpo.

La madre del niño se veía muy angustiada porque ya llevaba más de un año que no asistía a la escuela por ese problema, solo se mantenía en su casa, tomando cuanta cosa le daban en el hospital, sin notar ni siquiera un mínimo alivio.

El paciente se veía muy pálido, desnutrido y deshidratado por el uso de laxantes. Ese mismo día que lo revisé, le dije a su mamá: vamos a ver si realmente padece de incontinencia de colon, si no se le puede practicar la hidroterapia del colon, entonces ya no puedo ayudarlo, y tendrá que someterse a la cirugía. Pero si su cuerpo me permite practicar la terapia, su niño se va a curar y va a quedar perfectamente del colon.

Así fue, lo conecté a la máquina de hidroterapia y comencé a limpiar el colon, muy sucio, por cierto, pero sin ningún problema. Otro día le practiqué la hidroterapia con éxito total. Así continuamos varios días hasta limpiar completamente el colon. El niño empezó a comer mejor y más saludable con la dieta que le había asignado. A la semana de tratamientos, su mama me da la noticia de que su hijo había empezado a "sentir" cuando necesitaba ir al baño a defecar!

Hasta que lo di de "alta" al mes y medio porque ya lo veía una vez por semana, estaba bien recuperado, con su colon trabajando perfectamente, su semblante había cambiado impresionante, el niño regresó a la escuela, haciendo deporte de fútbol americano, ya iba al baño como cualquier persona normal y saludable. Después de varios mescs pasaron mi paciente y su mama por el consultorio a saludarme y para que lo viera cuánto había crecido!! Ya era todo un joven, alto, guapo y en perfecta salud.

Este caso también me enseñó mucho, en primer lugar, donde estaba la "incontinencia de colon"?

El problema era un estreñimiento crónico, que no le permitía al sistema nervioso del colon mandar la "señal" al cerebro, que le avisara al niño que tenía que defecar, y se hacía en los pantalones. Ahora, yo no digo que la incontinencia de colon no exista, claro que sí, porque me ha tocado atender a personas con ese problema, pero en el caso de este niño Juan Manuel, era totalmente errado y falso el diagnóstico que traía!. De no haber llegado a mi consultorio aquel día, el niño hubiera sido operado del colon, arruinandole la vida entera.

Por casos como este, entre muchos otros que he visto, yo digo que nunca se queden con el primer diagnóstico que les den en el hospital, traten de buscar otra opinión, principalmente en lo natural, porque si existen opciones, remedios, curas alternativas, antes de pensar o aceptar una cirugía.

Agradezco a mi paciente Juan Manuel y a su mamá por confiar en mi trabajo, y obviamente agradezco a Dios por esa oportunidad de ayudar a gente en momentos de sufrimiento como cuando se trata de la salud de un hijo. Gracias mi Dios.

Paciente: Maru Peraza
Diagnostico: Cancer de colon
Edad: 36 anos
(Este caso es narrando con la propia voz de la paciente)

"Mi historia comenzó a la edad de 11 años con mi primer periodo. Sin saber que desde ese día empezaba un muy largo y doloroso camino de enfermedades y visitas al médico y la ginecóloga que diagnosticaron quistes en los ovarios, despues de checar con ultrasonidos, aunque mis periodos eran cada vez más abundantes y dolorosos, con entradas al hospital en donde me aplicaban una inyección para los dolores tan terribles que sentía en el abdomen, como si se me partiera en mil pedazos. Hasta los 20 años fui diagnosticada con "endometriosis", por un doctor extranjero que llegó a la ciudad, que sugiere hacerme una cirugía nada más para asegurarse de que era esa enfermedad, a lo cual no aceptamos, pues no habia mucha informacion al respecto, y no me sentí segura de querer hacerlo. Así transcurrieron otros 4 años, en la incertidumbre, aguantando dolores terribles. Un día yo, ya viviendo en la ciudad de tijuana, en donde trabajaba como arquitecto (a), era el mes de marzo del 2001 notaba mi estreñimiento cada vez más difícil, no podía hacer bien del baño, los cólicos eran cada vez más intensos, un dolor que ya no era "normal" para un estreñimiento, ese dia me sentia muy mal, entre al baño y ahi quede doblada del dolor, hasta que una asistente compañera de trabajo me encontró y me llevó al hospital más cercano, me encontraron los ovarios inflamados a punto de reventar. Ese mismo día en la noche me practicaron una cirugía de emergencia, se tomaron muestras del ovario para analizarlos. A los 8 días me dieron los resultados positivos de "endometriosis". Ahí no terminaba mi calvario, apenas empezaba! Mi dolor seguía cada vez más seguido y fuerte, me recetaron un medicamento para una menopausia inducida, para que la endometriosis no se "alimentara" con la menstruación. A los 7 meses me someten a la segunda cirugía, que aparentemente todo salió bien. A la semana me dan de alta, pero yo no me sentía nada bien, la temperatura no cedía, y ya no hacia del baño. El medicamento no dio resultado y en noviembre del mismo año me someten a la tercera cirugía! Fue una cirugía de lado a lado como una cesárea porque según los doctores estaban muy mal mis ovarios! Después de semanas internada, yo seguía con mucho dolor y ya mis plaquetas de la sangre estaban demasiado bajas. Durante seis meses estuve con anticonceptivos para "controlar" los estrógenos, aunque mi estreñimiento empeoraba cada día más. Así pasó el tiempo hasta que cumplí 28 años y emigre a este país. El cambio de vida fue muy duro, mi salud empeoraba cada día. Aquí los doctores me decían que era "normal" estar estresada por los medicamentos para la fertilización, ya que que habíamos decidido tener familia mi esposo y yo. Aunque mi salud no mejoraba, decidí buscar una alternativa. Visité a un doctor de Taiwán que recetaba hierbas y hacía acupuntura. Mientras me las tomaba podía hacer del baño, pero ya después no. Ese doctor me decía que me estaba desintoxicando el hígado, que estaba curando mi endometriosis, que me estaba reforzando el sistema inmunológico...pero la verdad cada vez me sentía más mal, yo le insistia que no lograba hacer del baño sin las hierbas. Así dure 3 años más. Ese tratamiento me estaba agotando. En esos días me llamaron del hospital para darme los resultados de un estudio profundo del colon; no eran muy halagadores, me encontraron tumores en el colon con alto pronóstico de cáncer. Me indicaron que debía someterme a cirugía para cortar una parte del intestino y dejarme con una bolsita de por vida, una colostomía! Yo no acepté otra cirugía, sali de ahi y fui otra vez a buscar al doctor de taiwan, porque ya ni los laxantes me hacían efecto, ya no hacia del baño! En los días siguientes entre al hospital de emergencia con una hemorragia, ahí entendí que las hierbas del doctor me estaban matando! Me fui a mi casa en México, desilusionada, resignada a esperar mi muerte, ya no podía soportar tanto dolor, no hacia del baño, no dormía, no podía comer! Alla en Culiacan, Mexico, consulte a un doctor cubano que me recomendaron, me dio muchas esperanzas, me hizo un tratamiento que consistia en sacarme sangre del brazo la cual mezclaba con gas de ozono y luego me la inyectaba en todas las cicatrices de mi cuerpo, también me daba medicina homeopática. Regrese a los Ángeles con mi tratamiento, pasaron semanas y yo seguía peor, ¡nada me aliviaba! Hasta que un día tratando de hacer del baño, me derrumbe emocionalmente, llorando de desesperación que nadie me había podido ayudar, ni aquí, ni en México. Mi esposo muy preocupado me decía que debería de probar con colónicos, y la verdad yo ya estaba tan incrédula y decepcionada que no le tome importancia, pues los colónicos me daban miedo. A los días mi esposo me llama y me dice que ha encontrado una doctora naturista en Los ángeles que ya me había hecho una cita, y accedí a ir a esa cita. Ya era un 28 de Enero del 2009, cuando llegué al consultorio de la Dra Dora Federico, ella me explicó que primeramente iba a empezar a tratarme del colon, era lo más urgente, que el tratamiento iba a ser largo por la cronicidad de mi enfermedad. Ese dia que volvi a mi casa, no sabia que decidir, pues ya no tenía muchas esperanzas en lo natural, ya no había dinero para un tratamiento largo, ya me sentía muy agotada física y emocionalmente. Después de horas de plática con mi esposo me decidí a tomar el tratamiento con esta Doctora. Le dije que me pondría en sus manos porque fue la única que dijo que empezaria a curarme del colon que era de lo que yo mas padecía, los demás doctores me habían hecho de todo menos tratarse del colon, que era lo más grave que me aquejaba!"

Bueno, antes de completar este caso verídico, yo como doctora, quiero comentarles que me da tristeza e impotencia ver cómo es que los doctores que se dicen "naturistas" están en un nivel de conocimiento tan "precario"? Con esta historia narrada por la misma paciente, yo se que muchas personas se podrán identificar con ella, que tuvieron que pasar más de 15 años!! Para encontrar un diagnóstico correcto!!, bueno aunque cabe decir que muchas personas tristemente nunca lo encuentran y hago una aclaración, no es que la medicina natural no funcione, lo que falta es tener el suficiente conocimiento para hacerla funcionar, esa es la diferencia.

Ahora sigo con el caso de Maru Peraza...La paciente llegó a mi consultorio con una salud muy comprometida y crónica. Ella presentaba una deshidratación muy severa por causa de tantas hierbas laxantes que tomó por más de dos años para poder hacer del baño.

Presentaba un peso corporal por debajo de las 100 lbs, tambien se habia desarrollado una anorexia nerviosa, y obviamente dolores abdominales muy intensos a causa de la colitis crónica, y la endometriosis severa que la aquejaba desde su adolescencia.

Yo en el momento que la revise me di cuenta de la gravedad de su colon, tenía ya formaciones tumorales cancerosas, que impedían que el colon realizará su movimiento natural para evacuar, su cuerpo no tenía suficiente agua! Y ante una condición de deshidratación tan severa en cualquier momento las funciones de los órganos podrían colapsar y llegar a la muerte.

Yo nunca le alimente ese diagnóstico del cáncer porque yo tenía que bajar su estrés emocional, sino todo lo contrario le hacía creer que se trataba de un estreñimiento y que lo íbamos a resolver con las hidroterapias, después resolvimos lo de la endometriosis y anorexia. Así que la citaba a terapias todos los días incluyendo mis días de descanso, pues yo sabía que con el cáncer se trabaja en contra del tiempo, tenía que sacarla de esa "emergencia", no podía perder ni un solo día sin atención, pues cada minuto contaba! Así trabajamos cerca de tres meses, cuando ya vi que su cuerpo iba reaccionando de forma positiva ya la atendía 2 a 3 veces por semana hasta llegar a quedar 1 vez a la semana. El colón empezó a reaccionar muy lentamente, ella empezó a comer, se alimentaba con "gerber" para bebe, eso era lo único que su estómago podía soportar sin dolor.

Además de las hidroterapias, le daba tratamientos de homeopatía, aceites esenciales, herbolaria (no laxantes), nutrición correcta, y terapia psicológica para subir su autoestima, todo a la vez combinado fue dando un resultado increíble, que al año y medio le di de alta, su cáncer estaba curado que era lo más grave, su colon quedó trabajando como si nunca hubiera tenido nada, después seguimos con el tratamiento para la endometriosis que igualmente quedó totalmente sana. Esto se comprobó en un hospital aqui en USA, que después de 4 anos que yo le di de alta, se sometió a una cirugía de laparoscopia para "buscarle" si ya no existían los tumores de cáncer, la encontraron totalmente "limpia" de cáncer, los doctores no se explicaron cómo es que ya no tenía absolutamente nada!

En esa cirugía yo estuve presente por eso me consta que así sucedió, los doctores habían pronosticado que la cirugía duraria unas 3 horas, y a los 45 minutos ya la estaban sacando de la sala de operaciones, pues no habían encontrado rastros del cáncer, ni de endometriosis.

Mi paciente hoy en día goza de perfecta salud, no sufre ningún dolor, la endometriosis también se curó al 100% y la anorexia nerviosa desapareció!

Quiero agradecer inmensamente a mi paciente Maru Peraza que tuvo la confianza de poner su vida en mis manos, porque he de confesar, que es el caso más delicado y complicado de cáncer (etapa 4) que he atendido hasta el día de hoy. Gracias a Dios que me dio la fuerza y la valentía para no rendirme ante tal situación, pues todo salió increíblemente bien!!

Por este y por cientos de casos de muchas otras enfermedades que se han curado con el Método D'Frederick, el cual combina varias terapias básicas de la medicina natural, se han salvado muchas vidas, todo basado en la práctica y la experiencia adquirida por muchos años.

Paciente: Jorge M.

Diagnóstico: 3 infartos en menos de un año, diabetes, alta presión, fatiga crónica, falla renal.

Edad: 62 anos

Este caso lo incluyo ya que es muy reciente que me llego. El señor "jorge" llego del hospital desahuciado, con falla renal, presión muy alta, diabetes que requiere dosis de insulina hasta tres veces al día para controlar su glucosa, muy fatigado, con respiración acortada y difícil.

Lo atendí de emergencia por la gravedad de sus enfermedades. No podia caminar unos pasos porque se ahogaba, no llegaba suficiente oxígeno al cerebro ni corazón.

Ahí en el consultarlo me mostró todas las "medicinas" que estaba tomando, alrededor de 32 diferentes tabletas y cápsulas tenía que tomar cada día, y el señor se sentía cada día peor.

Lo primero que le indique, que debería dejar de tomar todo eso, junto con las pastillas del corazón, y debía de dejar de inyectarse la insulina, entonces me dijo "me voy a morir si las dejo de tomar!" le conteste que no, que su cuerpo lo tenía todo intoxicado y deshidratado y que tenía yo que limpiarlo e hidratarlo (con mi método) primero para poder darle la medicina natural necesaria, y me contestó, "bueno doctora, Usted sabe lo que hace, lo único que quiero es aliviarme" yo le dije: Ud no se va a "aliviar" se va a "curar" de todo, ahí fue cuando le saque una sonrisa de felicidad.

Este señor me comentó que tenía "vicio" en las bebidas energéticas, se tomaba hasta 6 latas al día, en vez de tomar agua, obviamente sus riñones se estaban paralizando con tanto químico, eso le descontrolaba la presión arterial, y el que sufría los daños era el corazón. El sr. Jorge había sufrido 3 infartos en un espacio de 8 meses del mismo año, y cada vez salía del hospital con más medicamentos.

El primer día que lo atendi tenía sus pies y piernas muy hinchados, estaba reteniendo líquido ya que no podía orinar. Le explique que si no lograba orinar por sí solo con la primera terapia, ya no calificaba para recibir mis tratamientos, solo había que esperar hasta otro día. Lo cite al día siguiente para cerciorarme del efecto de la primera hidroterapia, y cuál sería mi sorpresa, que sus pies estaban totalmente desinflamados, y había podido orinar bastante la noche anterior! Esa emocion que senti de verlo que había respondido su cuerpo, hasta el dia de hoy no la puedo describir con palabras, supera mis emociones. Bueno así seguimos con el tratamiento tres veces por semana, sin volver a tomar ninguna pastilla de fármacos, sin inyectarse insulina para la diabetes.Todos los dias se notaba una mejoría tan "evidente", que los familiares que ya habían venido ese fin de semana a "despedirse" de Él, pues en el hospital le habían dicho que le quedaba "una semana" de vida, sus familiares no daban crédito de ver su recuperación tan rápida y efectiva. Al mes y medio de tratamiento le pedí a mi paciente que empezara a "caminar" a diario, para ver si su corazón se estaba recuperando o no. Empezó a caminar todos los días hasta que llegó a caminar 6 millas diarias, sin cansarse, bueno un cansancio "normal" pero no se agitaba, ni tenía problemas con su respiración. A los 2 meses le dije que intentara andar en bicicleta, ya que necesitaba "probar" su corazón, y así fue, este señor empezó a andar en bicicleta 8 millas diarias, aunque seguiamos con los tratamientos. Para ese entonces ya ni se acordaba de su alta presión, de su diabetes, de su falla renal, de nada, se sentía muy bien, comía muy bien y dormía perfectamente sin "almohadas" como lo venía haciendo por años. Lo di de alta a los 3 meses de tratamiento, sin depender de ninguna pastilla ni siquiera natural. Se puso a trabajar en construcción, que es un trabajo pesado físicamente, pues me decía que no se fatigaba en lo absoluto. Hasta la fecha, de repente pasa a saludar y a agradecer la oportunidad de vida otra vez que obtuvo con mis tratamientos. El señor Jorge se siente muy bien, trabaja, hace su vida normal. Las citas que últimamente le han hecho para checarlo en el hospital, no se explican los doctores que lo "desahuciaron" como es que obtuvo esa recuperación. De este caso hace apenas unos meses, como muchos otros casos parecidos han salido adelante con mis tratamientos naturales. Este caso es absolutamente verídico y real, solamente viéndolo se puede creer la capacidad que tiene el cuerpo para recuperarse cuando se le trata adecuadamente con herramientas naturales.

Todo mi agradecimiento al Señor Jorge M. por confiar en Dios y en mis tratamientos, y yo agradezco a Dios por darme esa oportunidad de atender esos casos y aprender mucho de cada uno de ellos, pues cada quien es un caso aparte.

Seguramente Ud. se habrá preguntado si las enfermedades se pueden EVITAR y vivir sin ese "pendiente" de como y cuando una enfermedad lo va a sorprender? Esta es una pregunta sin lugar a duda que cualquier ser humano se habrá hecho sin obtener una respuesta convincente.

Entonces ESTE LIBRO ES PARA USTED. Aquí presento el Método D'Frederick, que ofrece LA SOLUCIÓN PERFECTA para evitar todas las enfermedades y también para la sanación de muchas según sea el caso.

El Método D'Frederick consiste en el MANTENIMIENTO O LAVADO INTERNO a base de agua natural, a nivel celular para sacar toda la acidez del terreno extracelular en donde viven todas las células del cuerpo. La acidez, las toxinas, parásitos y la falta de agua en el terreno extracelular es el ORIGEN DE TODAS LAS ENFERMEDADES como: la diabetes, alta presión, gastritis, alergias, asma, problemas de la piel, migrañas, vértigo, estreñimiento, cáncer, etc., debido a que el exceso de ácidos alrededor de las células llegan a ahogarlas y/o obligarlas a convertirse en cancerosas. El metodo D'Frederick consta de una combinación de varias terapias y medicina natural aplicadas al paciente que permiten activar el Poder Autocurativo en donde el cuerpo logra "EXPULSAR" prácticamente cualquier enfermedad de manera segura y natural, sin agredir o dañar al cuerpo. El metodo D'Frederick está diseñado bajo conocimiento científico y ancestral, conocimiento milenario que se ha venido "olvidando" a través de los siglos, y hoy está siendo rescatado con este método que ha sido probado en miles de pacientes con diferentes enfermedades como las arriba mencionadas y muchas más, con resultados INCREÍBLES, y MARAVILLOSOS, solamente cumpliendo las leyes naturales que rigen el buen funcionamiento del cuerpo humano.

El Método D'Frederick no se trata de "una terapia más", sino que es "LA BASE, EL CIMIENTO DEL TERRENO EN DONDE SE CONSTRUYE LA SALUD". Este método aplica para la PREVENCIÓN así como la SANACIÓN de cualquier síntoma o enfermedad, con medicina y terapias 100% naturales.

Este conocimiento debería de ser una materia básica en la educación de toda persona, porque es nuestra primera obligación saber como funciona la computadora más inteligente que jamás hayamos conocido: EL CUERPO HUMANO, y así PREVENIR y/o SANAR todas las enfermedades con métodos naturales de manera más sencilla. La cultura de la prevención de enfermedades está de lo más "Ignorada" hoy en día, cuando podríamos Prevenir, antes de enfermarnos. Adentro explico con detalle el Método D'Frederick y como funciona en el organismo.

Printed in the United States
by Baker & Taylor Publisher Services